AF499917

Vert

LA GYMNASTIQUE MÉDICO-MÉCANIQUE ZANDER

SES PRINCIPES — SES APPLICATIONS

QUATRE EXPOSÉS

PAR

LE DR A. LEVERTIN, LE DR F. HEILIGENTHAL,
LE DR G. SCHÜTZ ET LE DR G. ZANDER

SUIVIS DE

QUELQUES INDICATIONS SUR LA CRÉATION
D'ÉTABLISSEMENTS GYMNASTIQUES
D'APRÈS CETTE MÉTHODE

PAR

LA SOCIÉTÉ ANONYME
GÖRANSSONS MEKANISKA VERKSTAD
(SEULE FABRICANTE DES APPAREILS GYMNASTIQUES ZANDER)

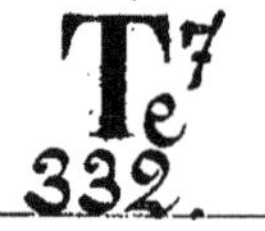

STOCKHOLM
IMPRIMERIE ROYALE. P. A. NORSTEDT & SÖNER
1896

Offert à la Bibliothèque Nationale
par le traducteur
Gaston Lévy-Ullmann

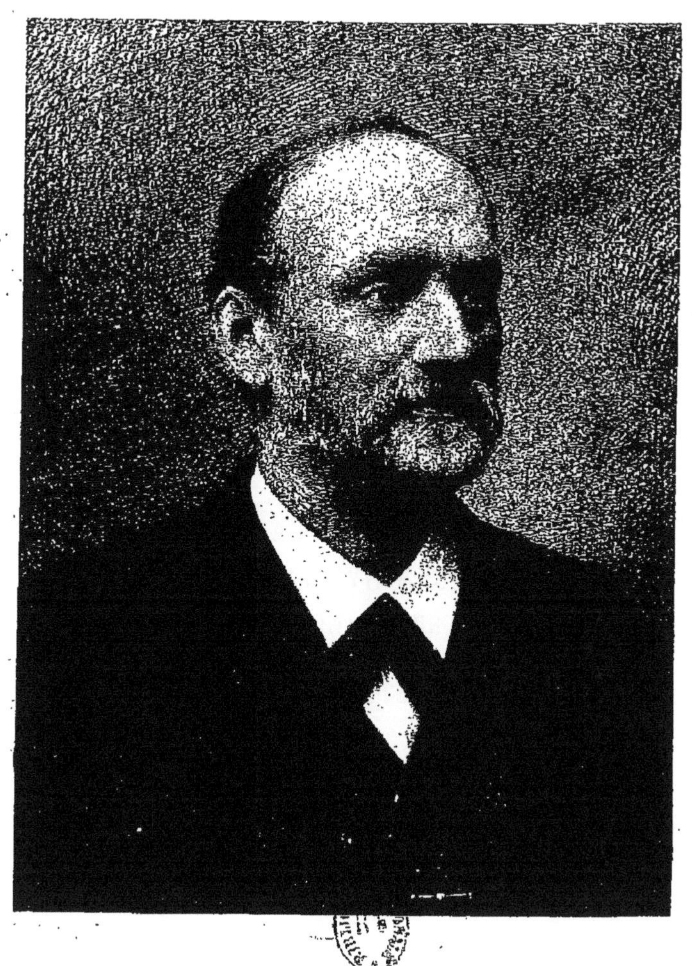

G. Zander

LA GYMNASTIQUE MÉDICO-MÉCANIQUE ZANDER

SES PRINCIPES — SES APPLICATIONS

QUATRE EXPOSÉS

PAR

LE DR **A. LEVERTIN**, LE DR **F. HEILIGENTHAL**,
LE DR **G. SCHÜTZ** ET LE DR **G. ZANDER**

SUIVIS DE

QUELQUES INDICATIONS SUR LA CRÉATION D'ÉTABLISSEMENTS GYMNASTIQUES D'APRÈS CETTE MÉTHODE

PAR

LA SOCIÉTÉ ANONYME GÖRANSSONS MEKANISKA VERKSTAD

(SEULE FABRICANTE DES APPAREILS GYMNASTIQUES ZANDER)

STOCKHOLM
IMPRIMERIE ROYALE. P. A. NORSTEDT & SÖNER
1896

La Société soussignée, qui possède seule, et à titre exclusif, le droit de fabriquer les appareils mécaniques de la gymnastique médicale du Dr ZANDER, et qui s'occupe depuis près de 20 ans de cette fabrication sous le contrôle de M. ZANDER, vient appeler l'attention du lecteur sur la méthode gymnastique Zander, méthode qui, grâce à ses résultats brillamment confirmés et à sa haute importance hygiénique, a été l'objet d'une appréciation hautement méritée dans des cercles toujours plus étendus. La Société prend donc la liberté de donner dans les pages suivantes: d'abord une notice biographique sur le Dr ZANDER, suivie de quelques indications concernant la création d'instituts médico-mécaniques, — puis, quatre études détachées traitant des points les plus importants de la méthode Zander et dues respectivement au Dr LEVERTIN, ancien assistant du Dr ZANDER, au Dr HEILIGENTHAL, Conseiller aulique, au Dr SCHÜTZ et au Dr ZANDER, — enfin un index bibliographique et des illustrations explicatives.

La Société se voit en même temps obligée de rappeler instamment qu'elle a pour marques de fabrique légalement déposées les deux suivantes: G. Zander et ZANDER et que chacun des appareils est muni de l'une ou de l'autre.

Stockholm, juillet 1896.

La Société anonyme
Göranssons Mekaniska Verkstad.

Notice biographique sur le D:r Zander.

Le Dr Gustaf Zander, créateur de la gymnastique médico-mécanique, est né à Stockholm le 29 mars 1835. En 1880 il fut nommé professeur agrégé de gymnastique médicale à l'École de Médecine de Stockholm. L'automne de 1892, la Société des médecins suédois lui a décerné sa médaille demi-séculaire en or. Il a été élu cette année membre de l'Académie Royale des sciences de Suède.

Dès l'année 1857, le Dr Zander commençait à réfléchir aux moyens d'effectuer le traitement gymnastique médical à l'aide d'appareils mécaniques. Les essais multiples faits par lui dans ce sens lui donnant des espérances légitimes de succès, il résolut d'élaborer une méthode complète pour cette nouvelle espèce de gymnastique. Il donna, pour diverses raisons, à sa méthode le nom de « *méthode médico-mécanique* », et désigna sous le nom « d'Institut médico-mécanique » l'établissement fondé par lui en 1865 à Stockholm pour l'application de ce nouvel auxiliaire thérapeutique.

Pendant la période qui s'est écoulée depuis lors, et durant laquelle il s'est occupé sans interruption du développement et du perfectionnement de sa méthode, il a été fondé, grâce à l'initiative ou aux conseils de M. Zander, un grand nombre d'établissements semblables, tous nommés, d'après son Institut, « Instituts médico-mécaniques ». Ces établissements sont munis d'appareils fabriqués par nous sous son contrôle et d'après ses directions.

Ces instituts sont désormais déclarés et inscrits aux registres de commerce comme « *Instituts médico-mécaniques Zander* ».

Quelques indications sur la création d'établissements gymnastiques Zander.

Aux personnes qui s'intéressent à cet important sujet, et qui auraient l'intention de fonder des instituts médico-mécaniques Zander, nous nous empresserons de fournir tous les renseignements qu'elles désireraient. Nous croyons toutefois devoir indiquer dès maintenant que les appareils d'un institut complet, au nombre actuel de 73, coûtent environ 50,000 francs, et sont les suivants:

I. Appareils fonctionnant au moyen de la force musculaire du sujet même.

A. *Mouvements actifs des bras.*

A 1 Abaissement latéral des bras.
A 2 Élévation des bras; élévation des épaules.
A 3 Abaissement des bras avec flexion de l'avant-bras.
A 4 Élévation des bras avec extension de l'avant-bras.
A 5 Adduction des bras (horizontale).
A 6 Abduction des bras (horizontale).
A 7a Roulement des bras.
A 7b Roulement des mains.

A 8a Rotation des bras (active).
A 8b Rotation des bras (active-passive).
A 9 Flexion de l'avant-bras.
A 10 Extension de l'avant-bras.
A 11 Flexion et extension des mains.
A 12 Flexion et extension des doigts.

B. *Mouvements actifs des jambes.*

B 1 Flexion de la cuisse.
B 2 Extension de la cuisse.
B 3 Flexion de la cuisse et de la jambe.
B 4 Extension de la cuisse et de la jambe.
B 5a Adduction des jambes (position assise).
B 5b Adduction des jambes (position demi-couchée).
B 6 Abduction des jambes (position assise).
B 7 Mouvement de vélocipède.
B 8 Rotation des jambes.
B 9 Flexion des jambes.
B 10 Extension des jambes.
B 11 Flexion et extension des pieds.
B 12 Roulement des pieds.

C. *Mouvements actifs du tronc.*

C 1 Flexion du tronc (position assise).
C 2 Extension du tronc (position assise).
C 3 Flexion du tronc (position couchée).
C 4 Extension du tronc (assise, les jambes droites).
C 5 Extension du tronc (position debout).
C 6 Flexion latérale du tronc.
C 7 Rotation de la partie supérieure du tronc.
C 8 Rotation de la partie inférieure du tronc.
C 10 Extension et flexion du cou (position debout).
C 11 Extension et flexion du cou (position couchée).

II. Appareils fonctionnant au moyen d'un moteur quelconque, p. ex. une machine à vapeur, à gaz ou à électricité.

D. *Mouvements de balance.*

D 1 Balancement du tronc.
D 2 Roulement du bassin (position assise ordinaire).
D 3 Roulement du bassin (position à cheval).

E. *Mouvements passifs.*

E 2 Flexion et extension passives des mains.
E 3 Adduction et abduction passives des mains.
E 4 Flexion et extension passives des doigts.
E 5 Roulement des cuisses à l'articulation fémorale.
E 6 Dilatation de la poitrine.
E 7 Torsion passive alternative du tronc.
E 8 Élévation du bassin.

F. *Opérations de vibration.*

F 1 Vibration de différentes parties du corps.
F 2 Vibration de tout le corps (comme en équitation).

G. *Opérations de percussion.*

G 1 Percussion du tronc et des bras (grandeur I).
G 3 Percussion des jambes.
G 4 Percussion du tronc et des bras (grandeur II).
G 5 Percussion de la tête.

H. *Opérations de pétrissage.*

H 1 Pétrissage de l'abdomen.

J. *Opérations de frottement.*

J 1 Frottement des bras.
J 2b Frottement des doigts (massage).
J 3 Frottement des jambes.
J 4 Frottement des pieds.
J 5 Frottement du dos.
J 6 Frottement circulaire de l'abdomen.

III. Appareils orthopédiques.

K. *Redressements passifs.*

K 1 Suspension latérale.
K 2 Pression unilatérale (position couchée).
K 3 Torsion correctrice du tronc (position couchée).
K 4 Correction par la chaise à siège inclinant.
K 5 Pression bilatérale (position assise).

L. *Redressements actifs.*

L 1 Combinaison des appareils A 3 et D 1.
L 2 Extension et flexion du tronc (position couchée).
L 3 Mouvement latéral du bassin.
L 4 Déplacement de la partie inférieure du corps en avant ou en arrière.
L 5 Flexion latérale des lombes.
L 6 Redressement actif du tronc.
L 7 Contraction des muscles abdominaux.

IV. Appareils de mensuration.

Mensuration des sections verticales du tronc.
Mensuration des sections transversales du tronc.
Chaise avec siège à inclinaison.

Ces appareils exigent une aire de plancher de 300 mètres carrés. Il doit y avoir en outre un cabinet de consultation, ainsi qu'un salon de repos et de lecture, et enfin une chambre de massage, une chambre de toilette et une antichambre. Pour la mise en mouvement des appareils, il suffira d'un moteur à gaz ou d'un moteur électrique de la force de 3 à 4 chevaux. Les transmissions dépendent, au point de vue des frais, des circonstances locales, et s'élèvent approximativement à 2,000 francs.

Des *instituts complets* sont toujours à préférer, principalement pour les grandes villes et les établissements balnéaires de première classe. On pourra cependant se contenter, pour les places plus petites, d'un choix d'appareils.

Quiconque établit un institut complet dans une certaine ville ou dans un certain endroit, reçoit le droit exclusif d'y exploiter la méthode Zander.

Le Dr Zander désire que la direction médicale de chaque institut soit confiée à un médecin.

Afin de permettre au lecteur de voir comment peut être installé un institut médico-mécanique complet dans des conditions moyennes, c.-à-d. sans trop de frais, mais sur des dimensions suffisamment amples, nous joignons à cette brochure le plan et la coupe transversale d'un établissement de ce genre. Les appareils sont montés dans la grande salle de gymnastique, laquelle reçoit l'éclairage ou de fenêtres ordinaires ou d'une toiture vitrée. Les transmissions nécessaires aux appareils pour les mouvements passifs sont ménagées sous le plancher par un canal qui court en souterrain le long de la salle. Le moteur est installé dans la cabine située en contrebas du local et où un escalier descend du petit atelier du machiniste. Un électro-moteur est préférable si l'on peut disposer d'électricité pour force motrice; autrement on emploie, comme c'est le cas d'ordinaire, un moteur à gaz. Quant aux autres pièces, on en verra marquée sur le dessin la destination. Toutes étant de plain pied et l'entrée étant suffisamment vaste, les voitures de transport peuvent aisément amener les malades jusque dans la salle de gymnastique. Toute la partie antérieure du bâtiment peut être construite sur deux étages pour donner logis dans celui du haut au directeur de l'établissement. Pour le chauffage des locaux nous avons indiqué sur le dessin des calorifères ordinaires comme étant en effet le mode le moins dispendieux: autrement le chauffage central est bien préférable.

Dans le cas où l'on n'a pas à sa disposition un local tel que celui qui vient d'être décrit, on peut se contenter du moins d'une demeure assez spacieuse et composée de chambres ordinaires. Seulement il faut alors établir les transmissions sur les murs et faire mouvoir d'en haut les appareils pour les mouvements passifs.

Les illustrations ajoutées à notre texte montrent quelques-uns des appareils.

I.

EXPOSÉ SUCCINCT

DE

LA GYMNASTIQUE MÉDICO-MÉCANIQUE ZANDER

PAR

LE DR A. LEVERTIN,

DIRECTEUR DE L'INSTITUT MÉDICO-MÉCANIQUE D'ÖSTERMALM A STOCKHOLM,
MÉDECIN DIRIGEANT DE L'ÉTABLISSEMENT DES BAINS DE MEDEVI (SUÈDE).

De l'importance et de l'utilité de la gymnastique médico-mécanique Zander pour développer et entretenir la vigueur corporelle, comme aussi pour supprimer l'état de faiblesse, diverses affections et infirmités, etc.

La *gymnastique médico-mécanique Zander*, ou méthode gymnastique inventée par le Dr GUSTAF ZANDER, de Stockholm, emploie des appareils d'une construction ingénieuse, destinés à provoquer le travail et l'exercice des muscles, essence de toute gymnastique. La méthode dite manuelle se sert comme résistance de la force musculaire d'une autre personne, la gymnastique pédagogique (exercices libres et sans appareils), du poids du corps de celui qui s'y livre.

Pour produire ce travail musculaire et ces exercices des muscles, ceux-ci doivent vaincre une certaine résistance, qui est représentée chez ZANDER par le levier chargé d'un certain poids. Ces exercices méthodiques, qui se modifient suivant les forces de ceux qui les font, agissent non seulement sur le tissu musculaire dont ils suppriment les altérations pathologiques, mais ils fortifient en outre le système nerveux, activent la circulation du sang et du courant lymphatique, et vivifient les fonctions d'un grand nombre d'organes.

La méthode Zander ne se sert pas que d'exercices musculaires actifs, quoique ceux-ci soient les plus importants, mais aussi, sur une échelle également grande, de mouvements passifs, c.-à-d. de mouvements qui, sans la collaboration des muscles, agissent sur les membres du corps, à l'effet d'en étendre et d'en assouplir les capsules, tendons, ligaments et muscles, et enfin d'opérations mécaniques sous la forme de vibrations, de percussions, de pétrissages et de frottements.

Il est facile de comprendre que pour obtenir de bons résultats, les mouvements gymnastiques doivent être exécutés de telle manière que l'action en puisse être, comme celle des autres remèdes, modifiée, dans chaque cas, suivant les besoins du traitement, ou, en d'autres termes, qu'elle puisse être strictement individualisée. La méthode Zander emploie un appareil spécial pour chaque groupe de muscles, et c'est à cette disposition qu'elle doit d'être préférée à toutes comme le meilleur moyen de traiter, d'»entraîner» spécialement les groupes distincts de muscles sur lesquels on veut agir.

Appareils pour les mouvements actifs.

Au sujet de la construction des appareils pour les mouvements actifs, voici ce qu'il faut noter.

Un levier est soulevé ou abaissé par la contraction et la relaxation alternatives d'un groupe de muscles dont il s'agit de provoquer l'activité. Ce levier est chargé d'un poids mobile, de manière que chaque degré désiré de la charge puisse être réalisé avec la plus grande facilité depuis zéro jusqu'à un maximum convenable pour chaque appareil, ou, si l'on veut, pour chaque groupe de muscles. La grandeur de la charge est indiquée avec une précision mathématique au moyen de l'échelle du levier. La position du levier est réglée de telle sorte que l'effet en croît ou en décroît, pendant la durée du mouvement, avec l'effet mécanique de la contraction des muscles.

Appareils pour les mouvements passifs et pour les opérations mécaniques.

A l'égard des appareils pour les mouvements passifs et pour les opérations mécaniques, on peut dire que relativement à la continuité et à l'uniformité, la force mécanique est infiniment supérieure à la main, quoique ce ne soit en aucune manière notre intention de déprécier le travail et la valeur de cette dernière. Mais on ne saurait mettre en doute que bien des effets ne peuvent se réaliser efficacement que par des appareils, comme p. ex. les mouvements de vibration avec leurs applications multiples, la torsion et l'élévation du bassin, etc.

Appareils orthopédiques.

Certaines maladies, telles que les déviations si connues et si répandues de l'épine dorsale, cette plaie du sexe féminin, ont amené l'invention de quelques appareils orthopédiques ayant pour objet aussi bien d'écarter les dispositions à une tenue oblique et incorrecte, que de combattre énergiquement la maladie développée, de corriger et de supprimer la déformation et de redresser le corps. Une partie de ces appareils sont destinés aux redressements passifs et les autres aux redressements actifs; les premiers corrigent les déviations anormales de l'épine dorsale par une pression convenablement appliquée, les seconds par certains exercices actifs.

Appareils de mensuration.

Le Dr ZANDER a doté en outre sa méthode d'appareils incomparables de mensuration, et entre autres d'un *appareil de mensuration du tronc*, mesurant avec une précision mathématique, avec une exquise finesse de détails, les contours les plus importants du corps et les déviations de l'épine dorsale, si bien que la reproduction graphique des résultats de la mensuration peut être effectuée avec la plus grande facilité. Ce n'est que grâce à cette invention qu'il est possible d'obtenir une parfaite certitude sur le degré de la maladie, aussi bien que sur l'effet de chaque mouvement et sur les résultats généraux du traitement.

Avantages de la méthode Zander.

Enfin, nous ferons valoir les avantages des appareils Zander particulièrement pour les mouvements actifs. Ces avantages sont les suivants: l'intensité du mouvement peut être pesée comme sur une balance, et la force en est indiquée par un chiffre que chacun comprend; l'augmentation de l'intensité du mouvement, absolument nécessaire pour le développement normal des muscles, est produite avec sûreté et facilité à chaque degré désirable; la résistance pendant le mouvement se règle exactement sur l'alternance naturelle dans la force du muscle; la résistance employée est toujours la même tant que cela est désirable, elle ne peut, comme dans la gymnastique manuelle, être influencée ou modifiée ni par la fatigue ni par l'indisposition du gymnaste. Elle est, d'un autre côté, dans ses plus petits détails au pouvoir du médecin, auquel il est loisible d'augmenter ou de diminuer instantanément la résistance, dés qu'une modification pareille lui paraît nécessaire. Il est donc permis de dire que dans les appareils Zander, la résistance, vis-à-vis du muscle qui se meut, est comme une force vivante, sûre de son but, et que ces appareils fournissent à la perspicacité et à l'intelligence du médecin une foule de moyens d'action.

La méthode Zander se recommande encore à nous par un autre mérite: elle revient moins cher qu'aucune autre et le deviendra de moins en moins, à mesure que l'usage s'en généralisera.

Nous ne méconnaissons aucunement les avantages de la gymnastique manuelle dans les cas où, par suite de circonstances locales, la gymnastique doit être effectuée dans de petites dimensions et au domicile d'un malade alité ou hors d'état de sortir.

Massage. La méthode Zander n'a en aucune façon pour objet de supprimer le traitement par le massage. Elle y voit au contraire un complément indispensable, et elle le tient par conséquent en haute estime, comme une partie constitutive et essentielle d'un bon institut gymnastique, de même qu'un bon masseur est forcé d'avoir, de temps à autre, recours au traitement gymnastique pur.

Gymnastique de développement. Cette méthode possède une grande valeur comme gymnastique de développement, principalement pour cette catégorie de jeunes garçons et de jeunes filles qui souffrent d'une faiblesse générale d'où résulte une tenue vicieuse et très souvent une déviation de l'épine dorsale: contre cette asthénie les mouvements de résistance individualisés sont le meilleur remède.

Ces mouvements doivent comprendre successivement toutes les parties du système musculaire pour ramener l'équilibre dans les organes; pour faire rentrer le développement dans ces voies normales, et pour combattre avec succès cette surexcitation des nerfs, suite du surmenage scolaire. L'exercice, avons-nous dit, a une grande influence sur les nerfs, et par ce moyen on peut fortifier indirectement le système nerveux et remédier à cette nervosité si commune qui pèse comme un cauchemar sur la vie entière de l'homme en empoisonnant son existence. Si l'on réussit à développer les muscles des élèves faibles, ces élèves parviendront peu à peu à la vigueur de leurs camarades favorisés par la nature, fortement constitués ou descendant de parents vigoureux.

Gymnastique diététique. C'est comme remède diététique, que la méthode Zander gagne d'année en année un terrain toujours plus grand chez l'immense quantité de personnes qui mènent une vie sédentaire ou se livrent à des occupations exclusives, chez la foule multiple des employés, des représentants du corps enseignant ou du commerce, de même que chez une grande partie du sexe féminin. Aussi longtemps qu'il est jeune, le »sportsman» exerce ses muscles et les maintient, grâce à ces exercices, dans un état sain et vigoureux. Mais l'âge finit par revendiquer ses droits, tandis que le mouvement est devenu une nécessité pour ces personnes. Les membres raidis par l'âge ont perdu leur souplesse, soit par suite de la tenue courbée du corps ou peut-être par une corpulence croissante. C'est alors que la méthode Zander vient offrir au vétéran du sport le moyen de continuer ses mouvements et de combattre avec succès la faiblesse et les infirmités de l'âge.

La mission thérapeutique de la gymnastique Zander.

Comme agent thérapeutique, la gymnastique Zander peut être placée au même rang que les autres méthodes inventées par la science pour le bien et l'utilité de l'humanité souffrante, et il n'est pas besoin d'une seconde vue pour voir déjà en perspective le temps où les facultés de médecine étrangères reconnaîtront à la méthode Zander une valeur suffisante pour être mise, dans leurs salles d'enseignement, au rang des autres études médicales.

Les cardialgiques traînent une vie déplorable; ils peuvent à peine monter deux marches sans être tourmentés de dyspnée et de palpitations de cœur; la moindre excitation augmente leur inquiétude et leurs souffrances. L'emploi d'une cure systématique de mouvement, commencée en temps utile, peut rendre à une telle personne la vie infiniment plus supportable tant pour elle-même que pour son entourage. Nous connaissons bien des septuagénaires cardialgiques qui, grâce au traitement Zander, sont si complétement délivrés de ces symptômes pénibles, qu'ils se rappellent à peine leur état primitif. Il est vrai que ces résultats ont été dus à des années d'exercices réguliers.

Nous avons déjà fait remarquer que les malades nerveux se sentent soulagés par le traitement médico-mécanique, et que la neurasthénie disparaît peu à peu. L'hystérique et l'hypocondre gagnent à ce traitement, le premier un plus grand empire sur ses nerfs et le second sur sa disposition d'esprit anomale, et dans le traitement de la névralgie, il n'est pas rare que nous arrivions à des cures réellement étonnantes.

Nous enseignons aux poitrinaires à respirer plus facilement et plus profondément, et nous sommes à même d'aider vigoureusement à la thérapeutique médicamentaire chez les emphysématiques.

Les personnes souffrant de maladies de l'estomac, trouvent souvent leur guérison complète, et dans la plupart des cas, l'allégement de leurs douleurs dans l'emploi del a gymnastique médicale. Quels moyens d'action multiples n'avons-nous pas, grâce au traitement gymnastique, contre les affections abdominales! Dans la mesure où celles-ci se rattachent à une inertie plus ou moins accentuée des muscles abdominaux, nous relevons l'atonie et ramenons pour ainsi dire les divers organes et les divers systèmes à une activité plus grande. Nous guérissons parfois complètement la constipation, ce tourment de tant de sujets, et nous avons une grande influence sur les maladies proprement dites des femmes, où la méthode Zander travaille de concert avec le massage et lui vient vigoureusement en aide.

Même les souffrances qui appartiennent plutôt à la constitution dans son ensemble, cèdent à la méthode Zander, qui gagnerait bien plus souvent la victoire, si elle ne venait échouer contre le manque de confiance et de ténacité du sujet. Dans l'anémie avec ses symptômes protéens, comme dans la corpulence, nous pouvons aussi nous féliciter de cures bien réussies.

Quand les muscles et les articulations souffrent, nous ne connaissons pas depuis longtemps, en Suède, de meilleur remède que le traitement sous la forme de pétrissages, de frottements, de tapotements: en un mot le massage. Mais aussitôt que ces moyens, en combinaison avec des cures balnéaires ou des traitements médicaux, ont rendu à la mobilité les articulations et les muscles, alors le mouvement systématique de résistance offre la méthode la plus sûre pour le rétablissement des fonctions normales de ces organes.

Les résultats de la méthode Zander se sont montrés supérieurs, incomparables même, dans le traitement de la scoliose, quoique nous devions parfois lutter contre bien des circonstances défavorables. Il est peut-être réservé à une époque peu lointaine de voir tous les médecins reconnaître l'importance curative de la gymnastique médicale dans le traitement de la scoliose, vérité qui doit être toujours mieux comprise même en dehors du cercle des initiés. La gymnastique médicale et l'orthopédie ne doivent pas vivre en sœurs ennemies, et heureusement elles ne le font plus, car cette branche de la science médicale trouve dans les appareils Zander un aide puissant et un auxiliaire vigoureux. Il est facile et commode pour le médecin de munir tout simplement d'un bandage les personnes atteintes de scoliose, mais cela ne permet en aucune façon au sujet de corriger son infirmité à l'aide de sa force musculaire.

Importance de la gymnastique Zander pour les associations ouvrières.

La méthode gymnastique a fourni, même dans d'autres domaines, des preuves de sa haute importance, d'une importance dont on n'avait pas même le pressentiment il y a une dizaine d'années. Il s'agit de l'emploi de la gymnastique Zander dans un intérêt économique, c.-à-d. dans les établissements auxquels a donné naissance la loi édictée en 1884 dans l'Empire allemand sur l'assurance contre les accidents de travail. La promulgation de cette loi a eu pour effet la formation de 112 *associations ouvrières* (*Berufsgenossenschaften*) qui ont pris la direction de 13 millions et demi d'ouvriers, environ le quart de la population totale de cet empire. L'un des objets principaux de ces associations est d'aider l'ouvrier qu'un accident a privé, en tout ou en partie, des moyens de gagner sa vie, à retrouver sa force primitive de travail, de le remettre aussi promptement que possible en état de pourvoir à son entretien et à celui de sa famille. A l'hôpital appartient, on le comprend, en premier lieu la tâche de limiter les suites immédiates de l'accident à leur minimum possible. Mais le traitement consécutif ou de convalescence (suppression des suites de l'accident), qui bien des fois est le plus important, précisément pour la capacité de travail, ne peut avoir lieu qu'en dehors de l'hôpital, vu que l'organisation entière de ce dernier et l'exiguïté relative de l'espace disponible exigent inévitablement le prompt renvoi de sujets guéris, il est vrai, mais néanmoins encore incapables de travailler.

Ce grave inconvénient s'est fait sentir à un degré tel, que l'on a commencé à fonder dans plusieurs localités de l'Allemagne des asiles de blessés convalescents. Le premier a été ouvert en 1891 à Nieder-Schœnhausen,[1] près de Berlin, grâce à l'initiative de l'éminent représentant de la gymnastique Zander à Berlin, M. le Dr G. Schütz. A cet asile la méthode médico-mécanique, appliquée en combinaison avec la gymnastique manuelle, le massage, l'électricité et un traitement balnéaire convenable, a déjà pu enregistrer des résultats étonnants. En 1891 le nombre des blessés admis était de 322, en 1892 de 572; en 1893 il montait à 611; en tout 1505 individus admis à l'asile pendant ces trois années. La durée moyenne du traitement a été en 1891 de 63,6 jours, en 1892 de 49 jours et en 1893 de 53,8 jours. Or, les rapports annuels montrent que dès 1891 26 blessés avaient recouvré leur entière capacité de travail et 56

---

[1] Voir: Dr G. Schütz, »Erster Jahresbericht 1891 über die Thätigkeit der Heimstätte für Verletzte zu Nieder Schönhausen bei Berlin.» Verlag von F. Schneider & C:ie, Berlin W.

une capacité de travail restreinte. En 1893 les résultats étaient encore plus brillants. Sur 491 individus, 35 retrouvaient leur pleine puissance de travail et chez 186 il ne restait, en quittant l'asile, qu'une incapacité insignifiante: ainsi *presque la moitié des blessés au travail (45 %) étaient à la sortie de l'asile tout à fait ou à peu près remis en état de travailler.* Exprimée en pour-cent, l'indemnité pour la diminution de la capacité de travail a comporté: en 1891 40,9 %, en 1892 41,6 % et en 1893 41,3 %. Ces chiffres montrent clairement le grand avenir réservé à la méthode Zander dans ce domaine économique, d'autant qu'au point de vue de la modicité du prix, de l'exactitude et de la sûreté du travail technique, aucune autre méthode ne peut se comparer avec elle. — Des asiles semblables ont été fondés ensuite dans divers autres endroits en Allemagne. Les corporations ouvrières allemandes ont pris l'initiative: les autres peuples civilisés seront forcément amenés à suivre l'exemple, et l'État, la commune, les ouvriers eux-mêmes, les particuliers, les sociétés d'assurances, à pourvoir à la création d'établissements de ce genre.

La gymnastique Zander aux établissements balnéaires.

Il n'y a pas de traitement auquel la gymnastique médicale Zander s'approprie mieux qu'à la combinaison avec la cure thermale et balnéaire. Nous sommes, en Suède, précisément à même d'en témoigner et pouvons en appeler d'une expérience de soixante à soixante-dix ans. Tout endroit où un régime de vie diététique est la règle présente à la gymnastique médico-mécanique un terrain où elle peut remporter ses plus beaux succès. On l'a bien vu déjà à plus d'une des grandes stations balnéaires de l'étranger: déjà en effet des instituts Zander ont été ouverts à Baden-Baden, Wiesbaden, Aix-la-Chapelle, Wildbad, Ragaz, Nauheim, Carlsbad, Marienbad, Baden près Vienne (ce dernier en préparation). Ces établissements ont donné l'exemple, et nous avons appris que plusieurs autres ont commencé des négociations pour recevoir les appareils en question.

A Baden-Baden on a même trouvé l'importance de cette méthode si grande, que le Gouvernement y a fondé un second institut complet. A Wiesbaden il en existe maintenant deux complets et un avec un choix d'appareils.

Le lecteur trouvera peut-être que j'ai présenté sous des couleurs trop brillantes les avantages de la méthode Zander. Ce serait pourtant me faire tort que de me taxer d'exagération: je ne me cache pas d'être un chaud partisan de la gymnastique médicale que j'exerce depuis tantôt 20 ans, et dont j'ai pu constater maintes fois les succès dans ma pratique; mais mon exposé ne donne que des faits que je soumets à l'examen et au contrôle de la science.

Propagation de la gymnastique Zander.

La liste suivante indique l'extension actuelle des instituts Zander:

Instituts complets, à:

Aix-la-Chapelle.	Gothembourg.
Amsterdam.	Hambourg.
Anvers.[1]	Haarlem.
Baden-Baden (2 instituts).	la Haye.
Berlin.	Helsingfors.
Breslau.	Kœnigsberg.
Bruxelles.[1]	Leipzig.
Budapest.	Londres.
Buenos-Aires.	Mannheim.
Carlsbad.	Nauheim.
Christiania.	New-York.
Dresde.	Ragaz (Suisse).
Francfort s. le Mein.	Rotterdam.[1]

[1] En préparation.

S:t Louis (du Mississippi).
S:t Pétersbourg.
Stockholm (2 instituts).
Stuttgart.
Vienne (Autriche).
Wiesbaden (2 instituts).
Wildbad.
Würzbourg.

Instituts avec un choix d'appareils, à:

Arnhem.
Aue (Erzgebirge).
Augsbourg.
Baden[1] (Autriche).
Baltimore.
Barmen.
Batavia (Indes Néerlandaises).
Bochum.
Bologne.
Bonn.
Brunswick.
Carlsruhe.
Chemnitz.
Cologne.
Copenhague.
Dantzick.[1]
Dessau.
Duisbourg s. le Rhin.
Eberswalde.
Elberfeld.
Essen.
Flensbourg.
Groningue.
Gütergotz, près Berlin.
Halle s. la Saale.
Hanovre.
Heidelberg.
Kiel.
Kissingen.[1]
Kœnigshütte.
Lausanne.
Leeuwarden.[1]
Magdebourg.[1]
Mayence.
Marienbad.
Moscou.
Munich (2 instituts).
Neu-Brandenbourg.
Neu-Rahnsdorf, près Berlin.
Nieder-Schœnhausen, près Berlin.
Nimègue.
Norrkœping.
Paris.
Stockholm (2 instituts).
Swinemünde.
Triest.
Turin.
Upsal.
Utrecht.[1]
Vöslau-Gainfarn.
Wiesbaden.
Wilhelmshöhe.
Zabrze (Silésie prussienne).
Zwolle.[1]
Åbo.
Örebro.

[1] En préparation.

Appareils isolés pour l'usage privé:

Alexandrie.	Milan.
Barcelone.	Nieder-Walluf s. le Rhin.
Barmen.	Nikolaïew.
Berchtesgaden.	Paris.
Düsseldorf.	Philadelphie.
Erfurt.	Ramlœsa.
Graz.	Riga.
Greifswald.	Saarbourg.
Lisbonne.	château d. Skrivan (Bohême).
Meiningen.	Trèves.

Stockholm possède actuellement deux instituts avec la totalité des appareils et deux avec un choix d'appareils; un de ces deux derniers a été fondé par le Dr ZANDER tout spécialement pour le traitement de la scoliose.

De Boston et de San-Francisco des commandes ont été faites d'appareils pour des instituts complets.

Fabrication des appareils Zander.

Les appareils Zander sont fabriqués exclusivement dans les ateliers de *la Société anonyme Göranssons Mekaniska Verkstad*, à Stockholm. Le directeur de cette Société, M. E. FR. GÖRANSSON, ingénieur civil, se charge de la correspondance et met à la disposition du public tous les renseignements et conseils, techniques et économiques, intéressant la fondation d'instituts Zander. Pour empêcher les contrefacteurs éventuels des appareils Zander d'abuser du nom «*Zander*», ce nom est également protégé dans la plupart des pays civilisés.

Bibliographie.

On trouvera une étude plus complète et plus détaillée de la gymnastique médico-mécanique Zander dans mon ouvrage publié en 1893 en français — «*La gymnastique médico-mécanique Zander, Méthode, Importance, Application*» — qui contient des rapports circonstanciés sur l'emploi et les indications de cette méthode en général.

Dr A. Levertin.

II.

DU TRAITEMENT DES MALADIES DE CŒUR

PAR

LA GYMNASTIQUE MÉDICO-MÉCANIQUE ZANDER

CONFÉRENCE TENUE A LA FÊTE ANNUELLE DES VILLES D'EAUX DE LA FORÊT-NOIRE A BADEN-BADEN LE 7 OCTOBRE 1893

PAR

LE DR **F. HEILIGENTHAL,**

CONSEILLER A LA COUR DU GRAND-DUCHÉ DE BADE,
MÉDECIN DIRIGEANT DE L'ÉTABLISSEMENT DE BAINS DU FRIEDRICHSBAD
ET DES ÉTABLISSEMENTS DE BAINS GRAND-DUCAUX DE
BADEN-BADEN

Du traitement des maladies de cœur par la gymnastique médico-mécanique Zander.

Je voudrais appeler votre attention sur une branche de la thérapeutique physique dont l'introduction sur le continent et dont la propagation ultérieure ont été l'œuvre de notre établissement thermal et plus encore de notre gouvernement du Grand-Duché,[1] je veux parler de la gymnastique médico-mécanique Zander.

Notre institut de gymnastique médico-mécanique, le premier qui fut fondé en Allemagne, a été installé au Bain grand-ducal du Friedrichsbad en 1884 avec 25 appareils; il a reçu une grande extension en 1886 par l'acquisition de tous les appareils Zander qui ont été montés dans le grand hall de l'établissement, et cette même année un second institut complet s'ouvrait pour les femmes dans le nouveau Bain de l'Impératrice Augusta.

Depuis la fondation de 1884, la plupart des grandes villes d'Allemagne ont été pourvues d'instituts Zander, les uns avec un choix d'appareils, les autres avec la collection entière.

Je me borne à citer Munich, Carlsruhe, Mannheim, Hambourg, Berlin, Dresde, Leipzic, Wurzbourg, Stuttgart, etc., sans compter nombre de villes d'eaux qui suivirent cet exemple, telles que Wildbad, Aix-la-Chapelle,

---

[1] Le Dr NEBEL de Francfort-sur-le-Main, qui a composé entre autres un grand ouvrage sur la gymnastique médicale Zander, le Dr SCHÜTZ de Berlin, le Dr HASEBROEK d'Hambourg, le Dr LEVERTIN de Stockholm et d'autres élèves du Dr ZANDER ont aussi contribué, et dans une large mesure, à la propagation de la méthode. (Note de l'éditeur.)

Ragaz et Carlsbad. L'énumération de tous ces instituts dont l'installation n'a pas été sans exiger des frais considérables dit assez la valeur thérapeutique et l'importance de la méthode Zander: les résultats obtenus en garantissent la durée et ne permettent pas de n'y voir qu'une simple affaire de mode, comme on s'est plu à le croire de différents côtés. Ici, à l'institut de gymnastique médico-mécanique du Friedrichsbad, il n'y a pas eu, depuis 1884, moins de 5581 personnes en traitement. Les maladies traitées comprennent une grande partie du domaine pathologique; il n'y a qu'un très petit nombre de divisions de ce domaine qui ne soient pas représentées dans la statistique en question.

Y figurent au premier rang: les anomalies constitutionnelles, les maladies du système nerveux et des organes de la locomotion, puis les maladies des organes de la circulation, du bas-ventre et des organes respiratoires; ensuite les maladies du cerveau et de la moelle épinière, les maladies des femmes et le vaste domaine des maladies chirurgicales: suites de fractures, de luxations, de foulures, cicatrisations, scolioses.

Dans ce large champ d'efficacité de la gymnastique médicale, je voudrais aujourd'hui, si vous le permettez, porter votre attention sur une question des plus difficiles, mais aussi des plus fécondes, je veux dire sur le *traitement des maladies des organes de la circulation par la gymnastique médicale Zander*. Sur les 5581 sujets de l'établissement, 702 sont désignés comme l'ayant fréquenté, dans les années 1884 à 1892, pour cause de maladies des organes de la circulation, lesquelles se répartissent d'ailleurs ainsi qu'il suit: troubles de la circulation en général: faiblesse cardiaque, 241; dégénérescence graisseuse du cœur et tendance à cette affection, 158; lésions valvulaires, 142; hypertrophie et dilatation idiopathiques, 37; myocardites, 26; névroses ou palpitations nerveuses du cœur, 45; anévrisme de l'aorte, 5; angine de poitrine, 10; artériosclérose, 31.

Vous voyez par ce tableau comparatif que les maladies de cœur y fournissent des données aussi nombreuses que variées. Je dois ajouter que les sujets n'étaient pas tous soumis à ma propre observation: un nombre assez considérable d'entre eux étaient traités par mes honorables collègues qui visitent l'institut.

Le mouvement en général est un moyen depuis longtemps préconisé pour le traitement des maladies de cœur et particulièrement des lésions valvulaires (Stokes et Daniel), mais depuis longtemps aussi retombé dans le discrédit ou dans l'oubli. Je ne fais que rappeler notre temps d'études où l'on nous enseignait à regarder les lésions valvulaires presque comme un «noli me tangere»: la digitale et le repos étaient les seuls remèdes. A pareil traitement les malades contractaient une recrudescence de dyspnée, perdaient l'appétit et désapprenaient presque complètement la marche. C'est seulement quand les cures d'Oertel, cure de l'ascension des montagnes (*Terrainkur*) et cure diététique, furent — si je puis ainsi parler — devenues à la mode, que la controverse devint brûlante touchant la question de savoir auquel des deux procédés on devait accorder l'avantage, de celui de l'ascension des montagnes ou de celui de la gymnastique suédoise et, plus particulièrement ici, du traitement médico-mécanique à l'aide des appareils Zander.

Nous sommes ici même en mesure d'employer à l'égard des cardiopathiques les deux méthodes, tantôt isolées et tantôt combinées: nous en pouvons donc comparer les effets. Mes expériences s'accordent avec celles des autres observateurs sur un point: c'est qu'à la gymnastique médico-mécanique peut être attribué un champ incomparablement plus vaste d'affections cardiaques à traiter que cela n'est généralement possible avec les cures d'ascensions, la première de ces méthodes étant plus modérée et ne présentant pas les mêmes dangers que la seconde; mais c'est aussi qu'en certains cas et des plus fréquents, en particulier dans la dernière période du traitement, elles peuvent être toutes deux employées concurremment avec succès et se prêter de la manière la plus efficace un mutuel appui.

Les deux méthodes poursuivent le même objet; c'est, à savoir, de faciliter le travail du cœur en écartant un obstacle permanent, en tonifiant la musculature cardiaque et en rétablissant la compensation détruite, en provoquant enfin une meilleure répartition du sang, c.-à-d. en allégeant la circulation veineuse et en remplissant davantage les artères. La circulation totale est par là rendue plus libre, la pression du sang dans l'aorte diminue et par suite aussi la résistance qu'elle opposait au cœur. Le résultat final est l'allégement du travail du cœur: le cœur est ménagé et la musculature en est améliorée et renforcée.

Les moyens par lesquels la gymnastique médicale cherche à atteindre ce but sont d'abord de légères contractions des muscles volontaires, c'est-à-dire des mouvements gymnastiques. On sait que dans un muscle mis en mouvement les échanges et la chaleur s'accroissent, en d'autres termes, que l'afflux de sang y est augmenté; on sait également que l'action foulante et aspirante exercée par le muscle en mouvement accélère particulièrement la circulation centripète et facilite l'écoulement centrifuge du sang. — Ces effets de la musculature entrant en jeu se font sentir d'une manière prépondérante sur la circulation dans les petits vaisseaux jusqu'aux capillaires: à la voir ainsi activée dans des régions vasculaires aussi étendues et aussi éloignées du centre du système, on aperçoit là encore pour le cœur ménagement de l'organe et allégement de la fonction. Plus les régions vasculaires prises à partie seront multiples et variées, en d'autres termes, plus il y aura de diversité dans les mouvements gymnastiques, plus aussi la réaction sera intense sur le centre de la circulation. La répartition du sang deviendra de plus en plus normale et le nivellement de la pression dans les artères et dans les veines aura un contrecoup bienfaisant et calmant sur la musculature du cœur dont l'activité sera rendue plus régulière, plus énergique et plus forte. — Un avantage essentiel et d'importance capitale que présente la gymnastique médicale pour le traitement des affections graves du cœur, c'est qu'elle obtient ces effets sur la circulation sans entraîner en général aucune fatigue et sans provoquer aucune surexcitation de l'organe lésé, sans même que du renforcement de l'action cardiaque il résulte gêne ou peine.

C'est là qu'est le centre de gravité où notre méthode de gymnastique médicale se sépare avantageusement de la cure d'ascension. Tandis que le surmenage du cœur et des poumons n'est pas le moins du monde exclu de celle-ci, à cause des mouvements fatigants et, pour beaucoup de cardiopathiques, excessifs, qu'exige l'ascension des montagnes, au contraire ces symptômes pénibles et inquiétants, parfois même graves, ne sont pas à redouter dans la gymnastique médicale, parce qu'on y peut effectuer le dosage le plus minutieux, l'appropriation la plus rigoureuse et pour ainsi dire le pesage en grammes du mouvement à appliquer et de la résistance à surmonter.

Je reviendrai sur ce sujet avec plus de détails encore à propos des méthodes d'emploi de la gymnastique médicale. Un autre avantage important à signaler également pour le traitement des maladies de cœur, c'est la régularisation de la respiration, telle que le Dr Zander l'a spécialement prescrite pour chaque appareil. Étant donnée l'influence de la respiration sur la circulation, il va sans dire qu'une inspiration et une expiration bien profondes et se succédant à intervalles lents et réguliers doivent essentiellement contribuer à hâter la distribution du sang du cœur droit au cœur gauche.

Après cet exposé succinct de la théorie de la gymnastique médicale Zander, il me reste encore à insister sur ce fait que les résultats obtenus sont en général favorables et dans beaucoup de cas dépassent toute attente.

Il n'y a d'ailleurs jamais eu de malheurs à déplorer pendant le traitement des cardiopathiques par la gymnastique médicale. Je puis bien le soutenir: quand on a quelque temps observé et pratiqué et quand on a quelque peu étudié dans le détail la méthode Zander appliquée au traitement des maladies de cœur, on ne se défend pas d'y adhérer avec un certain enthousiasme; elle procède d'une manière douce et souvent plus agréable pour le sujet que tout autre moyen thérapeutique.

Un phénomène presque fixe et qui se reproduit dans chacune de ces cures, c'est la disparition, au bout des premiers jours mêmes du traitement, des stagnations, de l'insomnie, de l'oppression, des palpitations du cœur, toutes choses qui dès lors font place à des dispositions confiantes et pleines d'espoir. Or chacun de nous sait de quel prix est précisément l'amélioration du moral chez les cardiopathiques. Des sujets qui n'étaient pas en état de se rendre à pied de leur demeure à l'établissement du Friedrichsbad et qui étaient obligés d'abord de se faire porter pour y monter l'escalier, nous ont souvent surpris, après quelques semaines seulement de traitement, en venant nous annoncer joyeusement qu'ils avaient pu monter sur les hauteurs avoisinantes sans ressentir cependant aucun malaise du côté du cœur ou des poumons.

Avant de passer à la discussion du traitement des différentes maladies de cœur, je dois encore mentionner que la méthode Zander possède un appareil pour un mouvement tout spécifique, désigné aussi sous le nom de »digitale des gymnastes», parce qu'il a pour effet d'abaisser une activité cardiaque portée à un point d'excitation anormale. C'est la vibration du dos, dont l'application entraîne souvent, pendant ½ minute à 2, une diminution de la fréquence du pouls, et une diminution d'autant plus grande que le pouls était plus fréquent. Le Dr Zander a constaté une chute de 130 à 90 à la minute. Voici la règle générale qui prévaut pour l'application des appareils Zander aux cardiopathiques: on doit commencer par des mouvements passifs et n'y substituer que graduellement l'exercice actif des bras et des jambes, en n'employant d'ailleurs au début que de faibles résistances; on a toujours soin d'observer minutieusement les ordonnances de respiration en tenant compte des particularités individuelles du sujet. C'est peu à peu seulement que l'on intercalera des mouvements du tronc et lentement, prudemment, que l'on augmentera les résistances. Les mouvements doivent être exécutés sans hâte, sans précipitation, et coupés de pauses. L'usage simultané de médicaments, régimes diététiques, bains, etc., le tout approprié, n'est nullement exclu par le traitement gymnastique. Il faut seulement se montrer extrêmement prudent dans l'ordonnance de cures diététiques, la gymnastique médicale représentant déjà une somme de mouvements qui, combinés avec le mouvement en plein air, peuvent facilement amener une fatigue excessive du cœur ou du moins des suites désagréables et fâcheuses.

Une individualisation sévère est nécessaire ici et au surplus facile à observer avec le règlement de la gymnastique Zander. Il n'y a qu'un petit nombre de mouvements qui y figurent comme interdits aux cardiopathiques; ce sont ceux de: flexion du tronc (position assise et position couchée (C 1 et C 3), extension du tronc (position assise, les jambes droites (C 4), rotation de la partie supérieure du tronc (C 7), flexion et extension du cou (C 10).

Parmi les groupes d'affections cardiaques énumérés plus haut, ceux dont le traitement a les plus heureux résultats sont: les troubles de la circulation en général, la débilité du cœur et la tendance à la dégénérescence graisseuse de la musculature cardiaque. Au degré d'intensité de ces maladies ou dispositions maladives sont proportionnées et les précautions dans le choix des exercices et l'attention qu'on apporte à ménager le cœur; on ordonne tout de suite ou des mouvements actifs avec des résistances importantes, ou simplement des mouvements passifs avec les plus faibles résistances.

Nous trouvons dans ce groupe les manifestations multiples dont se plaignent les femmes à l'âge critique. En dehors des grandes dispositions à l'obésité, ce sont les effervescences du sang à la tête et au cœur, les froids aux mains et aux pieds, les troubles digestifs, les hémorrhoïdes, le penchant à la mélancolie et le dégoût de l'occupation, l'absence d'énergie, l'inquiétude, l'oppression et d'autres symptômes encore qui sont bien connus des femmes, en un mot les phénomènes qui, faute de tout symptôme organique, ne peuvent se ramener qu'à des troubles de la circulation.

Cette clientèle féminine fournit à la gymnastique médicale un contingent abondant et inestimable: les résultats sont toujours et sans exception pleinement favorables.

Un second groupe qui n'est pas traité avec moins de succès, est celui que constituent les grossissements idiopathiques du cœur, c'est à dire ces hypertrophies qui se forment dans la pleine intégrité des valvules et des artères. A cette catégorie appartiennent au premier rang les grossissements causés par ce qu'on appelle l'alimentation luxueuse, par le surmenage du cœur. Le Dr Hasebroek, médecin dirigeant de l'institut Zander de Hambourg s'exprime à cet égard de la manière suivante: « Un régime d'alimentation trop riche combiné avec l'absorption considérable de boissons alcoolisées, de café, avec l'abus du tabac conduit, faute d'exercice corporel, à des stagnations nerveuses dans le canal intestinal, lesquelles entraînent à la longue, favorisées surtout par l'engraissement général, une augmentation de pression dans le système de l'aorte. Or cette augmentation de pression, avec la résistance anormale dans le système de l'aorte et avec l'accroissement pathologique du travail cardiaque qui en découle, c'est là une des causes fondamentales de l'hypertrophie idiopathique du cœur. Il nous est conséquemment indiqué d'avoir à contrarier cette augmentation de pression, à l'amoindrir et à la prévenir, et à cette indication nous pouvons nous conformer par l'emploi si efficace, outre de la diète, de la gymnastique médicale. Les exercices musculaires nous fournissent un des moyens physiologiques les plus avantageux pour accélérer le cours du sang dans les veines, pour en vaincre l'inertie dans les vaisseaux abdominaux et pour empêcher l'accumulation de graisse dans l'organisme. De plus, nous avons dans la gymnastique médicale d'innombrables mouvements qui, procédant à la façon d'une pompe aspirante et foulante (au moyen des fascias étudiés en détail par BRAUNE), agissent sur la circulation du sang; nous activons encore celle de la lymphe par une série d'opérations mécaniques et enfin nous sommes en mesure d'exercer sur les mouvements péristaltiques de l'intestin une influence incontestable et salutaire.»

FRÄNTZEL à son tour, dans son ouvrage sur les hypertrophies idiopathiques du cœur, reconnaît en ces termes l'action de la gymnastique médicale: «Parmi les exercices gymnastiques, la gymnastique médicale suédoise mérite une place tout à fait à part. Bien que mon expérience soit encore courte, je crois néanmoins pouvoir dire que cette méthode remplit précisément les indications exposées ici et qu'elle y a affirmé son excellence.»

Si je me suis arrêté assez longtemps sur cette forme de maladies de cœur, c'est que nous la rencontrons très souvent; je suis convaincu que les cas rangés dans les groupes précédents à titre d'asthénie cardiaque, dégénérescence graisseuse du cœur, troubles de la circulation, renferment implicitement le germe de développement de l'hypertrophie idiopathique du cœur.

Un autre groupe est encore formé par les affections des valvules du cœur. S'il ne peut être question de guérir les lésions valvulaires, au moins pouvons-nous, en améliorant la musculature du cœur, faire tant que de rendre les lésions valvulaires inoffensives dans leurs conséquences et de rétablir la compensation perdue. Durant le traitement médico-gymnastique j'ai bien entendu les bruits du cœur devenir moins distincts, mais n'ai pu constater qu'ils disparussent complètement. Quant à une méthode spéciale ou à des appareils spéciaux pour le traitement de telle ou telle maladie des valvules, il n'y en a pas. On m'a souvent adressé cette question: «Quels appareils employez-vous pour les lésions mitrales?» La seule réponse à faire en pareil cas, c'est que l'on se sert encore ici du mouvement en général, lequel a pour effet, comme nous l'avons exposé en détail, de ménager le cœur et de stimuler et de faciliter la circulation.

«Veut-on s'assurer que l'on n'a pas dépassé les limites dans lesquelles le traitement des lésions valvulaires et des affections de la musculature cardiaque par la gymnastique est applicable, on le reconnaîtra aux faits suivants: d'abord, à ce qu'il en résultera non une augmentation, mais une diminution de la fréquence du pouls et des palpitations quelque peu tenaces; puis le pouls ne restera pas petit et vide ou ne deviendra pas plus irrégulier, mais bien au contraire c'est un accroissement de la tension du pouls qui se produira, la respiration se fera plus librement et plus aisément: en un mot les sujets se sentiront mieux.» (NEBEL.)

Je ne fais que mentionner encore un cas d'anévrisme de l'arc de l'aorte que j'ai déjà rapporté en 1888 dans les Publications des médecins de Baden-Baden et qui pourrait montrer d'une façon très instructive les effets de la gymnastique médicale, bien que l'action soit ici purement palliative et de courte durée.

Pour conclusion de cette conférence où j'ai mis votre patience à une longue épreuve, qu'il me soit permis de mentionner encore une approbation, venue d'un autre côté et qu'a reçue dans ces tout derniers temps la gymnastique Zander. J'ai cité plus haut ce que dit FRÄNTZEL à cet égard; à côté de lui FRIEDRICH HOFFMANN, dans ses

Leçons de thérapeutique générale, 3e édit., s'exprime ainsi qu'il suit:

»Maintenant aussi les instituts Zander nous fournissent un nombre d'observations assez considérable pour nous faire voir que le traitement des cardiopathiques par l'exercice est d'une portée et d'une utilité bien autrement étendues qu'on n'avait voulu l'admettre jusqu'ici de différents côtés. Ce qui *distingue* la méthode Zander *entre toutes et avant toutes, c'est qu'elle permet de doser l'exercice d'une façon certaine et qu'elle met à même de commencer par les manipulations les plus prudentes comme aussi de les augmenter graduellement et conformément aux circonstances.* Aussi sera-t-elle dans bien des cas la cure préalable, le prélude indispensable de l'ascension des montagnes et autres méthodes d'exercices violents. Les observations que nous avons sous les yeux nous montrent que l'on réussit à diminuer chez beaucoup de malades la fréquence du pouls, à améliorer chez eux d'une façon durable la pression du sang, à augmenter leur diurèse et à faire disparaître leur œdème.

Dr **Heiligenthal.**

III.

DU TRAITEMENT DES LÉSIONS CORPORELLES PAR LA GYMNASTIQUE MÉDICO-MÉCANIQUE

PAR

LE Dr G. SCHÜTZ
DE BERLIN,
DIRECTEUR DE L'INSTITUT MÉDICO-MÉCANIQUE BERLINOIS

(EXTRAIT DU BULLETIN MENSUEL DE LA THÉRAPEUTIQUE DES ACCIDENTS
ANNÉE 1894. FASCICULES 1 ET 2)

Du traitement des lésions corporelles par la gymnastique médico-mécanique Zander.

La gymnastique médico-mécanique, c.-à-d. pratiquée à l'aide des appareils inventés par le Dr ZANDER de Stockholm, a obtenu, dans le traitement des troubles fonctionnels subsistant à la suite d'accidents, d'éclatants succès: nulle cause n'a contribué davantage à la propagation si rapide, à la marche en quelque sorte triomphale de la méthode Zander en ces dernières années. Si l'on voit aujourd'hui se fonder et se multiplier, grâce à l'initiative des associations ouvrières et des médecins, les hospices pour malades relevant d'accidents et les asiles de blessés convalescents, il est constant que dans tous ces établissements la mécano-thérapeutique Zander vient, à côté de la chirurgie et de l'orthopédie, du traitement par l'électricité et par des bains, — tous moyens curatifs éprouvés de longue date, — occuper le premier rang. Dans les arrêtés rendus par les conseils de surveillance des associations ouvrières comme dans les jugements des tribunaux d'arbitrage, comme aussi dans les décisions de l'administration des assurances ouvrières de l'Empire, on a expressément relevé le caractère indispensable et les avantages du traitement consécutif des blessés par la méthode médico-mécanique, et l'on a fait un devoir à ces derniers de se soumettre de bonne grâce à ce traitement, partout où il aura été prescrit par des médecins.

Enfin les rapports médicaux, s'autorisant d'expériences cliniques, ont instamment appelé l'attention sur le grand avantage qu'il y a pour l'ouvrier blessé et pour la corporation ouvrière à recourir en temps utile à ce traitement curatif.

Si nous nous demandons maintenant comment la méthode Zander est à même d'obtenir, dans le traitement des suites d'accidents, de pareils et de si heureux résultats, il est nécessaire pour répondre pleinement à cette question, d'expliquer en premier lieu les particularités essentielles et les moyens d'action de la gymnastique médico-mécanique, — et en second lieu de jeter un coup-d'œil sur le champ spécial d'activité qu'ouvrent à la mécano-thérapeutique les troubles fonctionnels survenant à la suite des lésions corporelles.

Comme je ne puis supposer chez une partie des lecteurs de cette revue une connaissance exacte des appareils Zander, je vais dire ici tout l'essentiel concernant la construction et le mode d'efficacité de ces appareils; je laisserai volontairement de côté tous ceux dont on ne fait pas emploi dans le traitement consécutif des blessures, et qui servent uniquement à d'autres objets (p. ex. dans le traitement de la scoliose ou de la constipation habituelle, etc.). C'est donc une bonne moitié de l'outillage Zander que nous avons à examiner, celle qui comprend les trois groupes suivants: mouvements actifs, mouvements passifs, opérations mécaniques.

Le premier groupe et le plus important du système Zander contient les appareils pour les mouvements actifs de résistance. Pour tout mouvement des bras, des jambes et du tronc un appareil est construit (il y en a en tout 38)[1] qui, grâce à une organisation appropriée aux données anatomiques, permet l'exercice actif d'un groupe de muscles déterminé. La résistance à surmonter dans chaque cas est exactement connue et peut être au besoin

[1] 40 à présent (Note de l'éditeur).

augmentée ou diminuée. Pour la doser à volonté, ZANDER a eu l'idée géniale d'employer un levier armé d'un poids et portant une échelle graduée, le long de laquelle le poids de résistance est déplacé. Ainsi chaque appareil, en même temps qu'il présente un peson sur lequel peut être évalué quantitativement le travail musculaire accompli, permet en outre d'approprier rigoureusement la résistance aux variations de force déployée pendant les différentes phases de la contraction du muscle. Au début de cette contraction le muscle peut, par suite de l'ouverture d'angle encore défavorable formée par les os-leviers qu'il fait mouvoir, déployer une force moindre et effectuer moins de travail que dans le cours moyen de sa contraction, où les os-leviers sont perpendiculaires l'un à l'autre et où le sens du tirage du muscle est le plus favorable. A la fin de la contraction, les leviers osseux reformant un angle aigu, le déploiement de force musculaire décroît naturellement. Ces mêmes lois du levier auxquelles est subordonnée la grandeur du travail musculaire déterminent, en parallélisme avec ce travail, un accroissement et un décroissement de la résistance. Quand le muscle fait tourner le levier-poids, il a au commencement, dans la position inclinée du levier, une résistance moindre à surmonter que pendant la position moyenne et horizontale de celui-ci; mais sitôt que le levier a dépassé cette dernière position et s'est redressé obliquement, la résistance diminue de nouveau. Formulons la chose en termes mathématiques: La grandeur de la résistance hausse et baisse proportionnellement au cosinus de l'angle d'inclinaison du levier-poids.

Outre les lois du levier observés dans la construction des appareils pour les mouvements actifs de résistance, on y a également tenu compte de la loi de SCHWANN relative au travail musculaire; cette loi énonce que le muscle, à mesure qu'en augmente la contraction, ne devient plus capable que d'effectuer un travail moindre. C'est pour cette raison que, pendant la seconde moitié de la contraction musculaire, la résistance aussi décroît toujours dans les appareils Zander.[1]

Les deux lois mentionnées concernant le travail musculaire fournissent, d'après ce qui vient d'être développé, des critériums importants pour la valeur des différentes constructions d'appareils de résistance. Une partie de ces constructions (p. ex. les appareils Nycander et l'ergostat de Gaertner) emploient la résistance de friction, laquelle exige qu'au muscle en exercice s'oppose, pendant tout le cours de la contraction, une résistance égale; et qui par là-même rend cet unique exercice trop aisé au début et trop fatigant à la fin. C'est la même infraction aux lois physiologiques que commettent les appareils de Burlot et de Mager, où des poids sont levés dont les cordes de suspension courent sur des poulies. Enfin il faut absolument rejeter, dans le traitement de muscles faibles et malades, ces systèmes d'appareils dans lesquels une résistance élastique (courroies ou tubes de caoutchouc) a été adoptée («renforceur de muscles» Sachs), car ils reportent la plus forte résistance à la fin de la contraction musculaire, c'est-à-dire à la période où le muscle déploie le moins de force.

C'est en se conformant soigneusement, dans la construction de ses appareils de résistance, aux exigences fondamentales de l'anatomie et de la physiologie, que le docteur Zander a réussi à mettre en train, avec toute la perfection imaginable, l'exercice actif du muscle. Si les mouvements font tant de bien au sujet et sont si fortifiants, c'est aussi qu'ils sont exécutés toujours correctement à l'appareil, et qu'ils trouvent, à chaque phase, la résistance convenable.

Pour obtenir le renforcement graduel d'une musculature affaiblie, de sérieuses garanties sont assurées par le fait que, dès le début, la tâche à exécuter, facteur du renforcement, est appropriée à la provision de forces, si infime qu'elle soit, des différents muscles, et n'est ensuite augmentée que peu à peu et en raison de la croissance de ces forces. Le surmenage, avec la diminution de force qui en résulte, est écarté par l'emploi convenable des appareils sous le contrôle médical. Quand

[1] Seulement dans un très petit nombre d'appareils Zander le maximum de résistance tombe au commencement ou à la fin du mouvement et c'est justement parce que la condition mécanique particulière de certaines articulations l'exige pour l'observation des lois physiologiques (Note de l'éditeur).

on a d'ailleurs à s'occuper simultanément d'un assez grand personnel de sujets, seule l'installation de ces appareils au fonctionnement précis, infatigable et impeccable permet d'y suffire. Quiconque a exercé soi-même la gymnastique manuelle sait pertinemment combien l'exécution des mouvements de résistance est absorbante et fatigante pour le gymnaste et comment il est impossible, en présence du grand nombre de sujets occupés à s'exercer, de tenir toujours un compte exact des exigences de chacun d'eux. Le médecin devra donc, dans l'impossibilité d'administrer chaque mouvement par lui-même, s'en remettre à des aides dont la force, l'adresse, le bon vouloir et les dispositions corporelles assez variables étant plus ou moins des inconnues ne répondent ni de la régularité de l'exécution ni d'un exact dosage du mouvement en étendue et en force. De tous ces facteurs qui échappent plus ou moins au contrôle, et qui en tout cas ne permettent qu'une évaluation approximative, le Dr Zander a fait table rase. Il a mis le mouvement, en tant qu'agent thérapeutique rigoureusement appréciable, entre les mains du médecin et a fait par là de l'ordonnance de mouvements un document important, qui donne chaque fois sur la force déployée par les différents groupes de muscles un renseignement exprimé en chiffres et d'où l'on peut tirer une comparaison avec les termes antérieurs ou ultérieurs.

Les différents mouvements actifs des bras, des jambes et du tronc, dont l'énumération exacte ici nous entraînerait trop loin, sont donc exécutés aux divers appareils construits pour chaque mouvement, et exécutés avec une résistance déterminée et que l'on peut, suivant le besoin, graduer. En outre, ce groupe renferme encore 5* appareils sans résistance de poids pour les mouvements actifs des articulations des bras et des jambes. Dans ces mouvements il n'est pas question du déploiement de force des muscles intéressés, mais seulement de la gran-

* 6 à présent (Note de l'éditeur).

deur de l'amplitude, laquelle doit, par l'exercice, se rapprocher le plus possible de la plus haute limite physiologique; on a donc adopté dans les appareils en question (p. ex. pour le roulement, pour la flexion et pour l'extension des pieds) une disposition qui permet une augmentation rigoureusement graduelle de l'amplitude du mouvement. Il va sans dire que le chiffre du degré en question est une mesure assurée pour la mobilité des articulations.

Le second groupe qui nous intéresse dans l'arsenal Zander se compose d'un assez petit nombre d'appareils pour les mouvements passifs, par ex. flexion et extension passives des mains, abduction et adduction du poignet, flexion et extension passives des différentes phalanges, expansion passive de la poitrine, etc. Les appareils sont mus par un moteur mécanique, tandis que le patient laisse, sans faire de résistance, le mouvement s'accomplir sur lui. La question capitale est ici encore une fois de rendre aux articulations la mobilité, comme aussi de provoquer la tension passive des muscles et des tendons contractés. La marche régulière de l'appareil, qui ne peut augmenter tout d'un coup l'amplitude déterminée et précisément établie, donne au sujet le sentiment d'assurance que la limite de l'analgésie ou du moins de la douleur supportable ne sera pas dépassée. *Il ne tend donc pas ses muscles*, et la disparition de cette innervation musculaire moitié volontaire, moitié automatique et réflexe, garantit un exercice plus étendu de la mobilité articulaire que dans les mouvements manuels passifs, où le sujet n'est à aucun moment rassuré contre une augmentation d'amplitude qui, pour être l'effet d'une bonne intention, n'en est pas moins subite et douloureuse. Ce *facteur impersonnel* dans le traitement à l'aide des appareils est donc de grande importance. A cela s'ajoute encore que le sujet n'est pas livré à la force motrice de la machine sans volonté ou même lié par des courroies, comme dans les appareils de Hönig; il peut à tout instant arrêter le mouvement, décrocher la manivelle et se reposer.

Le nombre relativement petit des appareils pour les mouvements passifs n'a rien de surprenant pour quiconque est au courant, et il ne faudrait pas y voir une lacune du système Zander. La vérité, c'est que la plus grande partie des appareils actifs se prêtent à l'exécution des mouvements passifs, et toujours pour le groupe antagoniste de l'appareil en question: disposition dans laquelle le poids de résistance entraîne alors le moteur. Ainsi p. ex. l'appareil pour la flexion active du genou peut être immédiatement aussi employé pour l'extension passive du genou. Dans les deux appareils pour roulement actif des pieds et pour flexion et extension actives des pieds un petit volant est mis en mouvement par le sujet. Si ce volant est au contraire tourné par un aide, le mouvement a lieu pour le sujet passivement.

Le troisième groupe des appareils Zander sert à l'exécution de certaines *opérations mécaniques*, telles que vibration, tapotement ou percussion, pétrissage et frottement de différentes parties du corps aisément accessibles. Il s'agit ici de manipulations de massage isolées, mais seulement de celles dans l'exécution desquelles l'appareil mécanique puisse être à même de remplacer l'activité de la main. Il est nécessaire d'insister particulièrement sur ce point, car fréquemment on entend parler de « massage à la machine » et on trouve cette opinion défendue, que dans les instituts médico-mécaniques on masserait exclusivement à l'aide des appareils machinaux. Pour voir combien une pareille supposition est mal fondée, nous n'avons qu'à citer les propres paroles de Zander, extraites de la description succincte de sa méthode de gymnastique, page 12:

« Là même où la gymnastique mécanique est pratiquée en grand et avec les appareils les plus complets possible, on n'en doit pas moins, dans le traitement des maladies des organes moteurs, appeler la main en aide pour exécuter les manipulations aujourd'hui si généralement employées sous le nom de « massage. » Il serait sans doute fort désirable que ce traitement si fatigant pour le masseur et si coûteux pour le patient pût être exécuté à l'aide de machines: il n'y en a pas moins ici des obstacles insurmontables à l'emploi de celles-ci. Il faut qu'en effet le masseur puisse toujours apprécier avec son sentiment l'état anatomique et pathologique des tissus travaillés, pour pouvoir varier conformément à ces conditions tant le sens que le genre et la force des manipulations.»

L'*appareil de vibration* ne remplace pas seulement la main, mais la surpasse dans l'exécution des vibrations. Il peut en effet les donner avec une vitesse de 15 oscillations à la seconde et avec une amplitude déterminable à volonté. A l'aide de pièces accessoires de forme et de grandeur diverses, la vibration est transmise aux différentes parties du corps, et ainsi c'est à un seul et même appareil que l'on prend une vibration des pieds, une vibration du dos, une vibration des épaules, du coude et des mains, etc. La vibration consiste essentiellement en une action d'extension et de compression en alternance rapide exercée sur les tissus du corps, et qui excite par là-même la circulation dans les vaisseaux capillaires, lymphatiques et chylifères, augmente la résorption et amène l'infiltration des muscles et des tissus tendineux à se résoudre. L'irritation mécanique de la vibration provoque une contraction des fibres musculaires lisses (celles du canal intestinal, des vaisseaux), éventuellement avec atonie consécutive de ces fibres, et elle exerce encore une autre action, à savoir une action anodine, laquelle pourrait bien avoir son fondement dans une influence directe sur la disposition et sur l'action par contact des molécules nerveuses. A ces effets sur la circulation et à ces effets calmants de la vibration se rattache sans aucun doute aussi l'influence réparatrice qu'elle exerce sur les muscles fatigués. Hasebroek à qui nous devons d'intéressantes recherches sur ce sujet résume ainsi l'effet des vibrations: 1:o Diminution de la fréquence du pouls; — 2:o Augmentation vaso-motrice de la tension des artères; — 3:o Augmentation du ton de la musculature du cœur(?); — 4:o Augmentation de la pression du sang.

Les *percussions* ou tapotements sont obtenus par plusieurs appareils qui comportent des marteaux à ressort munis de ronds en caoutchouc et animés d'un vif mouvement oscillatoire: ces opérations ne sont essentiellement utilisées pour notre objet que dans le tapotement des muscles. — Parmi les *frottements*, le frottement des muscles des bras et celui des muscles des jambes sont, à titre de stimulants énergiques de la circulation et de la résorption dans les muscles, très fréquemment prescrits dans des cas où l'on a à enrayer l'infiltration des muscles et d'autres signes de troubles de la circulation. — Enfin, le frottement des pieds et celui des mains nous intéressent pour l'action incitante qu'ils peuvent exercer sur le cours du sang.

Après cette étude toute générale des moyens que la mécano-thérapeutique Zander a à sa disposition dans le traitement des troubles fonctionnels consécutifs à des lésions, mentionnons encore les sources bibliographiques où l'on peut puiser le meilleur enseignement à titre d'introduction à l'étude de la gymnastique médico-mécanique: Dr G. Zander, «Les appareils de la gymnastique médico-mécanique et leur mode d'emploi» (Stockholm, 1890); puis Dr A. Levertin, «La gymnastique médico-mécanique Zander — méthode, importance, application» (Stockholm, 1892); enfin l'excellent manuel du Dr H. Nebel, «Bewegungskuren mittels schwedischer Heilgymnastik und Massage», Wiesbaden, 1889.

Après avoir pris connaissance des ressources dont dispose la thérapeutique mécanique, nous allons maintenant considérer les problèmes spéciaux que pose le traitement consécutif des lésions corporelles et expliquer ensuite de quelle manière la mécano-thérapeutique y peut répondre.

Quelles sont les maladies traitées? Pour le savoir adressons-nous p. ex. à l'asile des blessés convalescents de Nieder-Schœnhausen: c'est toujours à une époque relativement tardive, et c'est en moyenne seulement dans le 10e mois après la lésion que l'on y est à même d'entamer le traitement consécutif; les lésions se répartissent en 7 groupes, ainsi qu'il suit:

1.	Fractures d'os	49 p. 100
2.	Lésions de parties molles	19 »
3.	Contusions	18 »
4.	Luxations	5 »
5.	Suppurations du tissu cellulaire, inflammations de la gaîne des tendons	3,5 »
6.	Entorses	3 »
7.	Diverses autres lésions	2,5 »

Ces proportionnelles sont prises sur un total de 1416 lésions traitées pendant ces trois dernières années.

Les fractures d'os, qui d'après le tableau précédent composent à elles seules presque la moitié des affections traitées, ont pour suites les mêmes troubles fonctionnels, ou peu s'en faut, que les lésions des parties molles, les contusions, les luxations et les autres blessures, et conséquemment elles présentent — pour autant qu'il s'agit à tout prendre d'altérations réparables — les mêmes problèmes thérapeutiques au traitement mécanique consécutif. Au premier rang viennent, soit comme suites directes de la lésion, soit comme suites indirectes (causées par l'inactivité, les bandages serrés, etc.) de l'accident, les troubles de l'activité *des muscles et des articulations:* ce sont ainsi les altérations musculaires et articulaires qui offrent à la mécano-thérapeutique le point d'attaque entre tous le plus fréquent, elles forment le domaine où d'après un jugement compétent la mécanothérapeutique règne souverainement. Dans les muscles il s'agit régulièrement d'états atoniques et atrophiques (diminution de la substance musculaire et amoindrissement de la capacité de travail) comme aussi d'altérations dans les conditions mécaniques et circulatoires du muscle (rétractions, amoindrissement de l'élasticité et aussi stagnations et infiltrations).

Aux articulations se rapportent les agglutinations, l'ankylose du revêtement cartilagineux, les infiltrations et atrophies de l'appareil capsulaire et ligamenteux, comme aussi l'épaissement de la synovie, et encore, mais moins fréquemment, l'augmentation du contenu liquide des articulations, la dilatation excessive et le relâchement des capsules et des ligaments. Pour la fonction il en résulte le plus souvent une limitation de la mobilité articulaire (contracture) et aussi, mais plus rarement une augmentation anormale de la mobilité des articulations.

A côté de ces altérations des muscles et des articulations, viennent s'offrir au traitement mécanique, mais relativement moins souvent, des altérations de la gaîne des tendons (ankyloses à la suite d'inflammations passées), infiltrations et extravasements dans les parties à tissu lamineux et enfin altérations cicatricielles de la peau.

Outre ces tâches spéciales que doit remplir le traitement, il en est encore une importante: c'est le relèvement de l'état général des forces et de la nutrition, surtout quand un assez long séjour au lit, une grave infection de la blessure ou un état de langueur à base nerveuse ont été les suites de la lésion.

Dans la solution de tous ces problèmes thérapeutiques qui viennent d'être esquissés, la gymnastique médico-mécanique permet une marche sûre et pleinement concertée. Quant à ce qui regarde le rétablissement de la fonction du muscle, grâce à la construction des appareils Zander, laquelle tient un compte exact des lois physiologiques de l'activité musculaire (v. p. 39—41), l'exercice des muscles peut, dans la mesure du possible, être entamé. Chacun des différents groupes de muscles peut être exercé pour soi et la résistance peut, comme nous l'avons vu, être exactement appropriée à l'état variable des forces du muscle; elle peut, si les circonstances l'exigent, commencer par des doses minima, puis être augmentée graduellement, en conformité avec le retour progressif de la force musculaire, pour atteindre enfin peu à peu, et toujours avec une appropriation rigoureuse à la capacité de travail du muscle, une hauteur correspondant aux conditions normales de force. Le sujet voit désigner sur son ordonnance de mouvements le degré de résistance qu'il vient de pouvoir accomplir aisément et sans surmenage. La fois suivante, on lui remet à l'appareil exactement la même résistance; c'est seulement quand cette dose de travail apparaît comme trop légère, que la résistance est haussée d'un degré sur l'échelle et que l'accroissement de forces corrélatif est augmenté sur l'ordonnance. De la sorte le progrès réalisé peut être sûrement fixé et être employé aussitôt au rétablissement ultérieur de la force musculaire. A l'appui des exercices actifs qui sont incontestablement à même de pourvoir au plus vite à la formation de nouvelles fibres musculaires et à l'amélioration trophique de celles qui existent, viennent encore le massage du muscle, le frottement et le tapotement, dont l'emploi a pour effet d'augmenter les échanges dans le muscle et d'inciter l'activité de résorption à enrayer les produits pathologiques éventuels.

Pour exercer les articulations à fonction pathologiquement limitée, on emploie, à côté du massage articulaire, des mouvements actifs et passifs, et parmi les opérations mécaniques surtout la vibration. Dans l'exécution des mouvements passifs destinés à rendre à l'articulation sa mobilité, les appareils Zander sont, comme nous l'avons déjà vu p. 43, particulièrement efficaces grâce à leur fonctionnement régulier qui conserve exactement l'amplitude une fois établie. L'emploi de ces appareils évite au sujet des douleurs superflues et une tension des muscles qui entrave l'exercice. La répétition régulière et multiple du même exercice a pour effet de détendre l'articulation roidie, de dilater les capsules et ligaments, d'aplanir et d'agrandir les surfaces de glissement. Dès qu'un certain degré d'amplitude est aisé et possible sans douleurs, l'ajustage de l'appareil est changé et l'amplitude un peu élevée. Les numéros qui s'y rapportent figurant sur l'ordonnance d'exercices permettent chaque fois de constater l'extension des mouvements dans l'articulation d'après les différentes directions de mouvements en ce point.

Pour le traitement des inflammations de la gaîne des tendons à la période cicatricielle, pour les infiltrations et extravasements du tissu lamineux, comme aussi pour les altérations cicatricielles de la peau, ce sont, parmi les opérations mécaniques, les vibrations et le tapotement, aidés des mouvements passifs, qui sont d'un emploi convenable. S'agit-il enfin de relever l'état général des forces et de la nutrition, un degré de faiblesse particulièrement élevé exige-t-il des précautions minutieuses, la gymnastique médico-mécanique, avec son dosage exact, rentre dans ses droits. En pareil cas c'est d'abord une tâche d'exercice très restreinte qui est ordonnée, et même au besoin, pour commencer, des mouvements purement passifs à l'effet d'activer la circulation, de stimuler les échanges; puis ce sont les mouvements actifs les plus aisés avec de faibles résistances qui sont insérés sur l'ordonnance d'exercices, et ensuite, progressant avec les forces mêmes du patient, c'est la série graduelle des exercices plus énergiques et plus fatigants et ce sont aussi de plus fortes résistances qui sont prescrites. La possibilité de doser les mouvements se montre ici tout particulièrement précieuse: elle préserve du surmenage et des pas en arrière. Il est réjouissant de voir comment avec une utilisation semblable et systématique de la thérapeutique mécanique, la force cardiaque reprend, comment la respiration redevient profonde, comment l'appétit et l'assimilation augmentent, comment enfin les dispositions se relèvent à mesure que grandit le sentiment général des forces et la capacité de travail accrue.

Outre les avantages décrits que développe la thérapeutique mécanique, sous la forme où Zander la présente, dans le traitement consécutif des lésions, elle mérite encore notre haute considération pour les services qu'elle rend dans l'observation et l'expertise des blessés convalescents comme moyen éprouvé de *juger la capacité de travail.*

Du moment que nous avons dans les appareils de résistance, une mesure exacte de la force musculaire et que l'ordonnance de mouvements, avec ses dates, nous donne un tableau très clair de la capacité de fonction des divers groupes de muscles — tableau qui, fixé et conservé, peut être utilisé à titre de document comparatif, soit chaque fois par le même observateur, soit plus tard par tout autre expert — dès lors nous ne sommes plus uniquement réduits comme auparavant à l'impression générale, impression peu facile à décrire, encore moins à fixer numériquement. Nous sommes sur un terrain solide et plus sûr: nous avons des mesures et des chiffres. S'il arrive qu'un blessé convalescent, comme cela a lieu assez fréquemment, conteste l'augmentation de forces acquise pendant le traitement, ou qu'on ne puisse ni constater de visu qu'il s'en soit produit ni le démontrer par la méthode ordinairement pratiquée et qui n'est pas exempte de causes d'erreur, c.-à-d. par le mesurage des dimensions des membres, nous avons en pareil cas, dans les dates de l'ordonnance d'exercices, la preuve certaine et péremptoire qu'en fait et dans le cas considéré, un accroissement de la force musculaire s'est produit, et nous pouvons exprimer en kilogrammètres cette plus-value.

La simulation de faiblesse et d'asthénie à laquelle se plaisent souvent les sujets traités est difficile à soutenir jusqu'au bout avec les appareils Zander; plus d'une fois nous avons été à même, grâce à l'emploi de ces derniers, de démontrer la fausseté de telle ou telle faiblesse des bras ou faiblesse des jambes prétextée ou fallacieusement invoquée, et cette démonstration nous a été aisée parce que, sans que le sujet en question pût le voir, nous lui imposions de fortes résistances qu'il surmontait ensuite sans effort visible. Si le blessé convalescent qui s'est prétendu incapable de soulever quoi que ce soit du bras droit, prouve ensuite, à l'appareil de flexion du bras, qu'il peut soulever 30 à 40 livres à l'aide de ses muscles fléchisseurs, nous savons exactement à quoi nous en tenir sur ses indications et ce que nous sommes en droit de lui demander.

Si nous avons relevé dans les lignes qui précèdent, et grâce à l'expérience de longues années les avantages des appareils Zander dans le traitement consécutif des lésions, nous sommes bien loin de vouloir par là déprécier la valeur d'autres méthodes, telles que le traitement par l'électricité et par le massage. Il restera toujours à combiner les différents moyens d'action de la thérapeutique de la manière la plus favorable au cas considéré, et cet emploi simultané et judicieux conduira d'autant plus vite au but et mûrira des effets d'autant plus salutaires qu'on y aura eu recours plus tôt et avec plus de circonspection.

Dr G. Schütz.

IV.

DE LA SCOLIOSE HABITUELLE

PAR

LE Dr ZANDER,
DIRECTEUR DE L'INSTITUT MÉDICO-MECANIQUE DE STOCKHOLM.

De la scoliose habituelle.

Le traitement de la scoliose, au développement et au perfectionnement duquel je travaille actuellement sans discontinuer, n'est devenu que depuis 1882 une spécialité de l'institut médico-mécanique fondé par moi à Stockholm dès 1865 et qui est encore aujourd'hui sous ma direction.

La scoliose habituelle est la tenue scoliotique du tronc, plus ou moins fixée et consolidée par l'altération des ligaments et des os, et qui a passé ensuite à l'état d'habitude. Physiologique au début, la tenue scoliotique devient peu à peu pathologique, mais ceci seulement quand elle est devenue proprement habituelle, c'est-à-dire quand le sujet prend cette tenue dès qu'il ne se surveille pas attentivement. Nous pouvons alors être parfaitement certains qu'il s'est produit des altérations asymétriques dans les parties constituantes de la colonne vertébrale. Mais quelle est la cause de ces changements? Cette cause se trouve, à mon avis, dans la sédentarité imposée à la jeunesse, à des organismes en pleine croissance, par le système actuel d'éducation scolaire avec ses exigences outrées. Il ne m'appartient pas d'examiner ici même si ces exigences sont légitimes et de quel point de vue elles peuvent le paraître. Seulement en ma qualité de médecin gymnaste ayant à traiter annuellement des centaines de jeunes filles faibles et surmenées, j'ai été parfaitement à même de constater les suites de la disproportion qui existe entre la somme de travail requise et celle qui peut être exécutée sans danger pour le développement physique. Pourquoi n'avons-nous pas d'écoles de filles où le développement intellectuel qui appartient à une période d'âge plus mûre laisse plus de temps et de place au travail de développement physique? De la sorte les années précieuses de la croissance ne manqueraient pas, faute de soin et d'attention, à la haute mission qu'elles ont de former un corps sain, vigoureux et résistant; de la sorte on ferait pièce au mal qui nous occupe, mal facile à prévenir et à guérir sous sa forme la plus bénigne, mais qui, une fois parvenu à un certain degré, résiste à tous les efforts de la science.

La tenue scoliotique commence, ainsi que nous le disions, par être physiologique, c.-à-d. que l'épine dorsale prend les ploiements et les torsions compatibles avec sa structure normale. Ces déviations sont une conséquence du fait que les éléments actifs, les muscles, se fatiguent et se relâchent à un travail sédentaire continu. Viennent ensuite les disproportions ordinaires entre la hauteur du banc et celle de la table et la largeur insuffisante de celle-ci, qui contraignent positivement l'élève à courber la partie supérieure du tronc et cela, en règle générale, vers la gauche, afin de laisser ses coudées franches au bras droit qui écrit. Quand les limites physiologiques du mouvement des articulations sont atteintes et que les muscles fonctionnant comme ligaments actifs deviennent inactifs, ce ne sont plus les vertèbres qui portent seules le poids du corps, mais aussi les parties ligamenteuses et osseuses qui arrêtent l'extension du mouvement au-delà des limites physiologiques. Le poids du corps est en quelque sorte suspendu à ces parties qui font obstacle. Or, comme c'est le cas journellement et durant des heures pendant tout le cours de la vie scolaire, il n'y a pas lieu de s'étonner si ces parties qui ne sont pas faites pour de pareilles fins cèdent peu à peu sous l'influence, d'une part, de la pression et d'autre part, de l'allongement et du relâchement des cartilages et des ligaments. Ajoutons à cela que la pression qui pèse sur les vertèbres dans une scoliose est peu à peu portée sur la moitié concave à mesure que les vertèbres dévient de la ligne de gravité du corps, d'où résulte la déformation cunéiforme du corps de la vertèbre. En outre, les altérations même insignifiantes des parties constituantes de l'épine dorsale, vicient le mécanisme entier, apportent des difficultés ou des obstacles à la tâche des muscles, laquelle est de ramener la colonne vertébrale à sa tenue droite, et rendent confuse la conscience que le sujet a de sa tenue.

Aussi dès que la scoliose a atteint un certain degré, si faible soit-il encore, elle montre une tendance de plus en plus grande à se développer. Abandonnée à elle-même, elle augmente fréquemment avec une effrayante rapidité, et l'on doit s'estimer heureux si, arrivée enfin sous traitement, elle peut être arrêtée dans son développement ultérieur. Même les cas qui offrent encore des chances d'amélioration mettent l'habileté et la patience de l'orthopédiste à une rude épreuve, surtout lorsque, comme c'est l'ordinaire, les 7 à 8 heures de travail à l'école et à la maison viennent renverser ce que la gymnastique médico-mécanique a édifié en une heure. La lutte est trop inégale. Je n'en ai pas moins obtenu des résultats même dans les cas où je désespérais presque, et des résultats tels que selon ma conviction il n'y aurait plus de scoliose habituelle grave, si l'on voulait accorder au traitement un temps assez long et proportionné aux difficultés à surmonter et si le combat contre la tenue scoliotique n'était pas, comme il arrive si souvent, engagé trop tard.

Si le traitement était au contraire plus concentré dans les premiers temps et appliqué avec énergie et persévérance, les courbures seraient tout d'abord écartées, et plus tard on n'aurait à suivre qu'un traitement préservatif exigeant beaucoup moins de temps et approprié à fortifier le corps en général. Une heure de gymnastique par jour serait du moins indispensable, attendu que les causes productrices de la scoliose étendent leur influence sur toute la durée de la période scolaire et que l'on doit donc soigneusement éviter les rechutes.

Un traitement concentré tel que je me le figure ne serait pourtant praticable que par la création d'instituts orthopédiques où les sujets seraient en même temps pensionnaires et où tout viserait à les soumettre la journée entière aux influences correctrices, où les études, sans être négligées, seraient du moins organisées de manière à ne pas porter préjudice à l'objet principal de l'établissement. J'ai la ferme conviction que six mois à un établissement de cette espèce feraient plus que deux ans du traitement ordinaire: en hiver, une heure de gymnastique par jour, en été peut-être pas de traitement du tout.

Pour en revenir au traitement dans mon institut, le principe dirigeant est de faire agir sur les sujets, pendant l'heure de gymnastique, des influences correctrices aussi continues et aussi vigoureuses que possible. Il faut à toute force prévenir ou contrarier les modifications asymétriques qui se présentent bientôt, et qui augmentent sans cesse dans les parties inactives de l'épine dorsale. C'est comme si toutes ces altérations formaient un plan incliné à inclinaison toujours croissante et sur lequel le poids du corps pèse incessamment. Nos efforts doivent donc tendre à retourner le sens de l'inclinaison, de façon que les effets de la pression se produisent sur les deux moitiés des vertèbres et des cartilages intervertébraux. De cette manière la flexibilité, égale des deux côtés de la colonne vertébrale, sera rétablie, et la tendance à ployer l'épine dorsale toujours d'un seul et même côté sera contrariée.

Cette partie *statique* du traitement pendant laquelle le sujet reste complètement passif peut s'effectuer de diverses manières. Seulement il est essentiel que les muscles coopèrent à l'œuvre de redressement. On sait les changements que subissent la tonicité et l'élasticité quand les points d'insertion des muscles sont rapprochés ou éloignés les uns des autres pendant quelque intervalle de temps. Si l'on reste assis quelque temps courbé en avant, on ne peut pas se redresser avec autant d'aisance qu'immédiatement après le ploiement et cette difficulté est d'autant plus grande que les muscles sont plus faibles. Il faut donc exercer et fortifier les muscles non pas seulement à l'effet de contribuer à la transformation des parties inactives, mais aussi pour les maintenir eux-mêmes en vigueur. Aussi longtemps que la courbure de l'épine dorsale est raide et fixée, les muscles ne peuvent naturellement pas contribuer à son redressement; mais dès qu'un certain degré de flexibilité est appréciable dans la scoliose, le muscle a l'importante mission de maintenir droits aussi longtemps que possible les ploiements et de contribuer ainsi à la répartition de la pression normale sur les vertèbres déformées.

Le traitement *statique* doit être combiné avec le traitement *dynamique:* ils se complètent mutuellement et ne peuvent l'un sans l'autre conduire au résultat désiré.

Pour être à même de traiter conformément à ces principes les différentes espèces de scoliose, les appareils médico-mécaniques que j'avais construits auparavant ont pu être utilisés en partie, mais n'ont plus suffi, et j'ai dû construire encore quelques appareils plus spécialement *orthopédiques*, comme aussi 3 *appareils de mensuration.*

Les appareils *orthopédiques* forment deux groupes:

a) Appareils pour les *redressements passifs* (dits «appareils K»).

Ces appareils sont destinés à exercer une action correctrice au moyen de pressions convenables appliquées sur les déviations anormales de la colonne vertébrale. A l'aide de ces corrections on produit d'une part l'allongement des muscles et des ligaments rétractés, qui soudent les vertèbres entre elles dans une position oblique ou tordue, et on décharge d'autre part la portion du disque intervertébral placée dans la concavité de la courbure, tandis que la portion située dans la convexité est soumise à une pression plus forte.

Cet effet est augmenté dans certains appareils quand le sujet occupe une position couchée ou suspendue, ce qui supprime la charge qui pèse sur l'épine dorsale ou ce qui fait même concourir une partie du poids du corps à l'extension passive de l'épine dorsale.

b) Appareils pour les *redressements actifs* (dits «appareils L»).

Ces appareils exercent une action correctrice sur les déviations anormales de l'épine dorsale, soit activement par l'exercice des muscles qui influent sur la tenue et sur la courbure de la colonne vertébrale, soit par des dispositions qui en corrigent passivement les déviations anormales.

Les *appareils de mensuration* sont:

L'appareil de mensuration du tronc; — l'appareil de mensuration des sections transversales du tronc; — la chaise avec siège à inclinaison.

De ces appareils celui de mensuration du tronc est le plus important, et c'est seulement lorsque j'ai réussi à en réaliser un convenable que j'ai pu prendre un grand intérêt au traitement de la scoliose. Il me semblait en effet que, *pour traiter cette affection par des procédés vraiment scientifiques, il fallait de toute nécessité être en possession d'un instrument au moyen duquel on pût aisément déterminer la tenue et la forme du corps*, d'un instrument qui pût être appliqué régulièrement et avec la plus grande précision, de façon à fournir un diagnostic sûr et à permettre d'apprécier avec une exactitude suffisante l'effet des différents mouvements et le résultat général du traitement.

De toutes les méthodes employées jusqu'alors pour examiner et contrôler la scoliose, aucune ne me donnait de renseignement sûr et clair au sujet d'un facteur mécanique dont la connaissance me semblait indispensable pour comprendre pleinement chaque cas spécial et pour individualiser le traitement. Par ce facteur mécanique j'entends *la tenue d'ensemble du sujet* quand on l'invite à prendre sa position naturelle et sans contrainte. *Chacun de nous a une certaine tenue qu'il a prise inconsciemment, par l'effet de l'habitude et qu'il peut conserver pendant une assez longue période de temps*, parce que c'est dans cette position que le mécanisme du dos est en équilibre et que le moindre effort est requis des muscles. Cette tenue est le résultat en premier lieu de *facteurs statiques*, à savoir la forme anatomique actuelle des parties de l'épine dorsale, et en second lieu de *facteurs dynamiques*, à savoir la force de tension et d'élasticité des muscles. Or c'est précisément dans cette tenue — la position en équilibre, pour ainsi l'appeler, — que nous aurons une image destinée à servir de point de départ au traitement. *Notre tâche consiste à changer la position anormale d'équilibre en une position normale, la tenue scoliotique en une tenue aussi droite que possible.* Invité à se tenir sans contrainte, le sujet prend instinctivement sa position naturelle d'équilibre et il peut la garder tant que dure la mensuration. Il peut bien se produire quelques mouvements involontaires, mais alors le corps est ramené comme une force élastique à la position d'équilibre: des mouvements involontaires de cette espèce n'induiront donc pas en erreur le médecin expert à la mensuration. En tout cas il n'aura pas de peine à reconnaître comme telles des fautes consignées sur le registre de mensuration ou sur le diagramme.

C'est principalement des déviations latérales de la colonne vertébrale ou de ce qu'on appelle la *scoliose habituelle* que j'ai fait l'objet de mon traitement. Les cas qui se distinguent par une forte torsion du thorax ne peuvent être traités avec des chances d'amélioration qu'en ce qui touche l'état général de la santé, l'amendement de la tenue et l'accroissement de force et d'élasticité dans les mouvements du corps. En revanche, les scolioses même très considérables (scolioses simples de 20 à 25 millim., scolioses doubles ou à forme d'S de 10 à 15 millim.) et les déviations rigides peuvent être parfaitement améliorées et même complètement redressées, s'il n'y a pas de torsion du thorax ou s'il ny en a qu'un très faible degré. Ce sont aussi les adultes d'entre 20 et 30 ans qui avec de pareilles déviations présentent de bonnes chances de guérison. Les résultats les plus rapides et les plus complets sont pourtant ceux qu'on obtient dans les déviations encore flexibles, lesquelles disparaissent presque par la seule suspension du sujet, les bras étendus. La durée du traitement est subordonnée aux progrès réalisés et aux influences qui favorisent et provoquent la scoliose, telles que la mollesse des tissus pendant la période de croissance, la sédentarité continuelle dans une position courbée et toutes les causes d'affaiblissement pour la constitution générale. Dans des circonstances défavorables le traitement doit être continué pendant des années avec les intervalles les plus courts possible: de longues interruptions font perdre non seulement le bénéfice des résultats acquis, mais aussi l'avantage de l'époque la plus favorable pour triompher du mal.

Les mensurations exactes qui appartiennent en propre à ma méthode me permettent de montrer sous forme de statistique les résultats du traitement. Si l'on rapproche entre elles les données numériques des 7 dernières années, on voit que le chiffre des améliorations obtenues a été:

sur 280 scolioses simples avec une déviation moyenne de 16,9 mm. de 53,3 % en 15,3 semaines;

sur 141 scolioses doubles avec une déviation moyenne de 24,8 mm. de 38,3 % en 16,6 semaines. Si nous considérons que dans ces statistiques sont compris tous les cas traités, même ceux qui, pour avoir été soumis trop tard au traitement, offraient très peu de chances d'amélioration, mais qui devaient pourtant y être soumis afin de prévenir l'aggravation du mal; si nous considérons en outre que les causes productrices et conservatrices de la scoliose agissent presque toute la journée alors que le traitement est limité à une seule heure par jour, — cela étant, nous verrons dans les moyennes citées plus haut et constatant l'amélioration obtenue en 16 à 18 semaines la preuve que la méthode de traitement est juste en principe et capable d'effets bien plus considérables encore dans des circonstances plus propices.

C'est afin d'éprouver dans de pareilles circonstances ma méthode de traitement que j'ai établi, dans les années 1891 et 1892, une section de mon institut, section orthopédique d'été, au bain de mer de Furusund tout près de Stockholm. Là je pouvais réaliser les conditions suivantes: libération complète de tout travail scolaire et de tout exercice au piano avec la sédentarité continue et la surexcitation nerveuse qui en sont les conséquences, séjour à la campagne et au meilleur air, bains de mer, *traitement gymnastique deux fois par jour* et organisation de tout le reste de la journée uniquement en vue de la fin poursuivie, à savoir la correction de la scoliose et l'amélioration de la santé, — et de la coopération de tous ces facteurs j'espérais obtenir de meilleurs résultats. Les expériences acquises ont justifié mon attente. Durant un traitement moyen de 9 semaines l'amélioration a été:

sur 30 scolioses simples avec une déviation moyenne de 18,5 mm. . . . . de 62,4 %
sur 19 scolioses doubles avec une déviation moyenne de 32,6 mm. . . . . » 46 %
sur 2 scolioses triples avec une déviation moyenne de 27mm. . . . . » 50 %

et encore la déviation moyenne avait-elle été, comme le montre une comparaison avec les chiffres du traitement d'hiver, supérieure d'environ 10 % à 34 % à celle des sujets traités pendant cette dernière saison.

Dr G. Zander.

Bibliographie.

Aall, Dr L., Bylæge. Den mekaniske Gymnastik. Kristiania 1885, Grøndahl & Sön.

Aktiebolaget Göransson's Mekaniska Verkstad. Kurzgefasste Uebersicht über Dr G. Zanders's medico-mechanische Gymnastikmethode von Dr A. Levertin, und einige Anweisungen bezüglich der Anlage gymnasticher Institute nach jener Methode. Stockholm 1892.

— — Exposé succinct de la Gymnastique médico-mécanique Zander par le Dr A. Levertin, et quelques indications sur la création d'établissements gymnastiques d'après cette méthode. Stockholm 1892.

— — A short review of Dr G. Zander's medico-mechanical gymnastic method by Dr A. Levertin, and some directions for the establishment of gymnastic institutes on this method. Stockholm 1893.

— — Die Grundzüge der Dr G. Zander'schen medico-mechanischen Gymnastikmethode und deren Anwendung in vier besonderen Darstellungen von Dr A. Levertin, Hofrat Dr F. Heiligenthal, Dr G. Schütz und Dr Zander und einige Anweisungen zur Anlage gymnastischer Institute nach jener Methode. Stockholm 1894.

Bally, Dr F. Die schwedische medico-mechanische Heilgymnastik und das Zander'sche Institut in Ragaz. Basel 1894.

Bähr, Dr F. Prospekt No. 2 für die Unfall-Berufsgenossenschaften des Deutschen Reichs. Medico-mechanisches Institut Karlsruhe. 1891.

— — Die Zander'sche Behandlung der Skoliosen. Zeitschrift für Orthopädische Chirurgie. II Band. 3 Heft. Stuttgart 1892.

Bähr, Dr F. Rekonvalescentenhaus des Medico-mechanischen Instituts Karlsruhe. Jahresbericht für 1893. Karlsruhe 1894.

Bernacchi, Dr L. Gli Apparecchi per la Cura Ginnastica Medico-meccanica ed il modo d'adoperarli. Milano 1881.

— — La Cura della Scoliosi cogli Apparecchi del Dott. G. Zander, Archivió di Ortopedia. Anno VIII, Milano, 1891.

— — L'assistenza medica in rapporto ai progretti di legge per gli Infortuni sul lavoro in Italia. Milano 1894.

Bertling, Dr A. Die Zander'sche medico-mechanische Behandlungs-Methode, ihre Definition und Indicationen. Prospect aus der Aachener Medico-mechanischen Zander-Anstalt. Köln 1893.

Bonnevie, Christian F. Dr Bad og kuranstalt Larviks institut for sygegymnastik, massage og elektricitet. Larvik 1895. L. Schmidts Bogtrykkeri.

Bum, Anton Dr Die mechanisch-gymnastische Behandlung von Kreislaufstörungen. Monatschrift für praktische Wasserheilkunde. N:o 2. 3 München 1896.

de Fischer, Oscar, Dr Studio intorno alle deviazioni della colonna vertebrale (scoliosi) — L'Ambulanza chirurgica della cassa distrettuale d'ammalati in Trieste durante il biennio 1892—94. — Venezia 1894.

Friedmann, Dr M. und Heuck, Dr. G. Erster Jahresbericht über die Wirksamkeit des Gymnastisch-orthopädischen Instituts in Mannheim 1889.

Hasebroek, Dr K. Das Hamburger Medico-mechanische Institut nebst Bericht über dessen Wirksamkeit im Jahre 1889. Hamburg.

— — Die Erschütterungen in der Zander'schen Heilgymnastik in physiologischer und therapeutischer Beziehung. Hamburg 1890. Otto Meissner.

— — Mittheilungen aus dem Hamburger Medico-mechanischen Institut vom Jahre 1890. Hamburg 1891. Otto Meissner.

— — Ueber die Nervosität und den Mangel an körperlicher Bewegung in der Grosstadt (Ein Beitrag zur hygienischen Bedeutung der Medico-mechanischen Institute). Hamburg 1891. Otto Meissner.

Hasebrock, Dr K. Mittheilungen aus dem Hamburger Medico-mechanischen Institut vom Jahre 1891. Hamburg 1892.

— — Die mechanische Heilgymnastik des Dr. Gustaf Zander und die Medico-mechanischen Institute, Vortrag im Verein für öffentliche Gesundheitspflege in Hamburg. Hamburg 1892. Johannes Kriebel.

— — Ueber die Nachbehandlung Verletzter im Hamburger Medico-mechanischen Institut. Hamburg 1893. Otto Meissner.

— — Ueber die gymnastische Widerstandsbewegung in der Therapie der Herzkrankheiten. Leipzig 1895. Alfred Langkammer.

— — Ueber Krankheiten des Herzens und deren Behandlung mittelst Heilgymnastik und Massage. Leipzig 1896. Alfred Langkammer.

Heiligenthal, Dr F. Die Apparate für mechanische Heilgymnastik und deren Anwendung im Grossherzogl. Friedrichsbade in Baden-Baden. 1886.

— — Ueber das Friedrichsbad. Aerztliche Mittheilungen aus Baden. Jahrg. XLII N:r 5. Karlsruhe 1888.

— — Mittheilungen aus dem Grossherzoglichen Friedrichsbade in Baden-Baden vom Sommer 1888. Karlsruhe 1889.

— — Ueber die Behandlung von Herzkrankheiten durch Medico-mechanische Zander-Gymnastik (Vortrag am Schwarzwaldbädertag in Baden-Baden am 7 Okt. 1893). Monatschrift für Prakt. Wasserheilkunde Jahrg. I N:r 2. München 1894.

Hönig, D[r]. Ueber Simulation und Uebertreibung der Unfallverletzten und deren Bekämpfung nebst einer Statistik über die im Breslauer Medico-mechanischen Institute behandelten Verletzten. Breslau 1891.

Hunt, Dr W. The Mechanico-therapeutic & Zander Institute in Baden-Baden. Philadelphia 1890.

Krüche, Dr A. Die Schwedische Bewegungskur. Ein Heilmittel vieler chronischer Leiden. Berlin 1891. Hugo Steinitz.

Kühner, Dr A. Dr G. Zander's mechanische Behandlungsmethode in ihrer Bedeutung für Gesunde und Kranke. »Gesundheit», Zeitschrift für öffentliche und private Hygieine. Jahrg. XVI N:r 9, 11, 14, 17, 20. Frankfurt a. M. 1891.

— — Dr. G. Zanders' mechanische Behandlungsmethode in ihrer Bedeutung für Gesunde und Kranke. »Blätter für Klinische Hydrotherapie». Jahrg. I. Nr 7. Wien. 1891.

Levertin, Dr A. Begagnas sjukgymnastiken i den utsträckning den förtjänar? Stockholm 1891.

— — Dr. G. Zander's medico-mechanische Gymnastik, Ihre Methode, Bedeutung und Anwendung, nebst Auszügen aus der einschlägigen Litteratur. Stockholm 1892.

— — La Gymnastique médico-mécanique Zander, — Méthode, Importance, Application. Stockholm 1893.

— — Dr. G. Zander's medico-mechanical Gymnastics, — Its Method, Importance and Application. Stockholm 1893.

Lövinson, Dr E. Mittheilungen aus dem Berliner Medico-mechanischen Institut. Erstes Heft. Bemerkungen über Habituelle Scoliose. Berlin 1893. F. Schneider & Co.

Mazzucchelli, Dr L. La Ginnastica medica, cogli apparecchi meccanici del dott. Zander. Milano 1888.

Nebel, Dr H. Ueber Heilgymnastik und Massage. Volkmanns Sammlung klinischer Vorträge N:r 286. Leipzig 1886.

— — Referat über Hünerfauths »Geschichte der Massage». Deutsche Med. Wochenschrift N:o 6, Leipzig 1887.

— — Betrachtung über Scoliose im Anschluss an eine Besprechung der Lorenz'schen Monographie. Deutsche Med. Wochenschrift N:r 26—31, Leipzig 1887.

— — Briefe aus Schweden. Deutsche Med. Wochenschrift N:r 41—44, Leipzig 1887.

— — »Terrain- und Bergsteigeapparate». Deutsche Med. Wochenschrift N:o 50. Leipzig 1888.

— — Beiträge zur Mechanischen Behandlung, mit besonderer Berücksichtigung der schwedischen Heilgymnastik speciell der mechanischen Gymnastik des Dr. Gustaf Zander. Wiesbaden 1888. J. F. Bergmann.

Nebel, Dr H. Behandlung des Muskelrheumatismus. Deutsche Med. Wochenschrift N:r 32, Leipzig 1889.

— — Einiges über die Würdigung der schwedischen Heilgymnastik in der deutschen »Massage»-Litteratur. Schmidts Jahrbücher. Band CCXXX p. 193.

— — Einige Bemerkungen über die 3. Auflage des Dr. J. Schreiber'schen Werkes über Massage. Deutsche med. Wochenschrift 1889.

— — Bewegungskuren mittelst schwedischer Heilgymnastik und Massage mit besonderer Berücksichtigung der mechanischen Behandlung des Dr. G. Zander. Wiesbaden 1889. J. F. Bergmann.

— — Die Behandlung mittelst Bewegungen und Massage. Wiesbaden 1891. J. F. Bergmann.

— — Mittheilungen über die Zander'sche Mechanotherapie, Separatabdruck aus Zeitschrift für orthopädische Chirurgie. II Band 1893.

Ramdohr, Dr H. Ueber die maschinelle Heilgymnastik Dr. Zander's etc. Schmidt's Jahrbücher Band CCXVII. Sonderabdruck.

— — Die Heilgymnastik, gemeinverständlich dargestellt. Leipzig 1893. J. J. Weber.

— — Allgemeine Gymnastik und Massage. Separatabdruck aus dem Handbuch der speciellen Therapie innerer Krankheiten von Dr F. Penzoldt und Dr R. Stintzing. V Band. Jena 1894. Gustav Fischer.

Roth, Dr M. Prospect aus der Mechano-therapeutischen Ordinations Anstalt. Wien 1889.

— — Mittheilungen der Wiener Mechano-therapeutischen Anstalt. Das Zander'sche Heilverfahren. Wien 1892.

— — Beitrag zur Prophylaxis und Therapie der Skoliose, Wien 1895.

Schütz, Dr G. Medico-mechanische Institute. Zweck und Bedeutung für die Berufsgenossenschaften. »Der Kompass», Organ der Knappschafts-Berufsgenossenschaft für das deutsche Reich, Jahrg. V N:r 10, Berlin 1890.

Schütz, Dr G. Aerztlicher Bericht über die Thätigkeit der Heimstätte für Verletzte zu Nieder-Schönhausen bei Berlin 1891.

— — Jahresberichte 1891, 1892 und 1893 über die Thätigkeit der Heimstätte für Verletzte zu Nieder-Schönhausen bei Berlin. Berlin. F. Schneider & Co.

— — Die mechanische Heilgymnastik. — In Prof. Landerer's Grundriss der Orthopädie, Heilgymnastik und Massage, Leipzig 1894. F. C. W. Vogel.

— — Zur Medico-mechanischen Behandlung von Verletzungen, Monatschrift für Unfallheilkunde N:o 1. 2. Berlin 1894.

— — Zur mechanischen Behandlung der Hämorrhoiden. Monatschrift für Unfallheikunde N:o 12. Berlin 1894.

de Smitt, Bernh., S. Dr. De Waarde der Zander-Therapie bij de behandeling van chirurgische en orthopaedische Ziekten. Amsterdam 1896. H. J. W. Becht.

Vermeulen, Dr Ch. Beknopte Beschouwingen omtrent de Zander-therapie naar aanleiding van de opening van het medico-mechanisch Zander-Instituut te Amsterdam. Amsterdam 1895. H. J. W. Becht.

— — De toepassing der bewegingskuur volgens de Zander-Methode. Amsterdam 1895.

Wischnewetzky, Dr L. Contributions to Mechanico-therapeutics and Orthopedics:

Vol. 1, No. 1. The Mechanico-therapeutic Institute by Dr. Gustaf Zander. — New York 1891.

Vol. 1, No. 2. Mechanico-therapeutics and Orthopedics by means of Apparatus by Dr. Gustaf Zander — New York 1891.

Vol. 1, No. 3. The Mechanical Treatment of Chorea. A. Historico-critical study by Dr. Hermann Nebel. New York 1891.

Wretlind, Dr E. W. Om rörelsekuren eller Kinesitherapien. Gothembourg 1884. N. J. Gumpert.

Zander, Dr G. Medico-mekaniska Institutet i Stockholm 1871.

— — Om Mediko-mekaniska Institutet i Stockholm. Nord. Med. Archiv, Band IV N:r 9, Stockholm 1872.

Zander, Dr G. Die Zander'sche Gymnastik und das mechanisch-heilgymnastische Institut in Stockholm 1879.

— — Den mekaniska gymnastikens apparelj och dess användning. Stockholm 1886.

— — Om den habituella scoliosens behandling medels mekanisk gymnastik. Nord. Med. Archiv, Band XXI N:o 22, Stockholm 1889.

— — Die Apparate für mechanisch-heilgymnastische Behandlung und deren Anwendung. Dritte vermehrte Auflage mit Abbildungen. Stockholm 1890.

— — The apparatus for Medico-mechanical gymnastics and their use. Stockholm 1894.

— — Les appareils de la Gymnastique médico-mécanique et leur mode d'emploi. Stockholm 1894.

— — Über die habituelle Skoliose. Stockholm 1894.

Åberg, Dr E. El Méthodo Zander de Gymnasia mecánica. Stockholm 1884.

— — Resultados del Tratamiento obtenidos en el Instituto terapéutico de Gymnasia mecánica. Buenos Aires 1885.

— — Causas, Naturaleza y Tratamiento de la Scoliosis etc. Buenos Aires 1887.

— — Om användandet af »traitement forcé» vid skolios. »Hygiea». Stockholm 1893.

A 3.

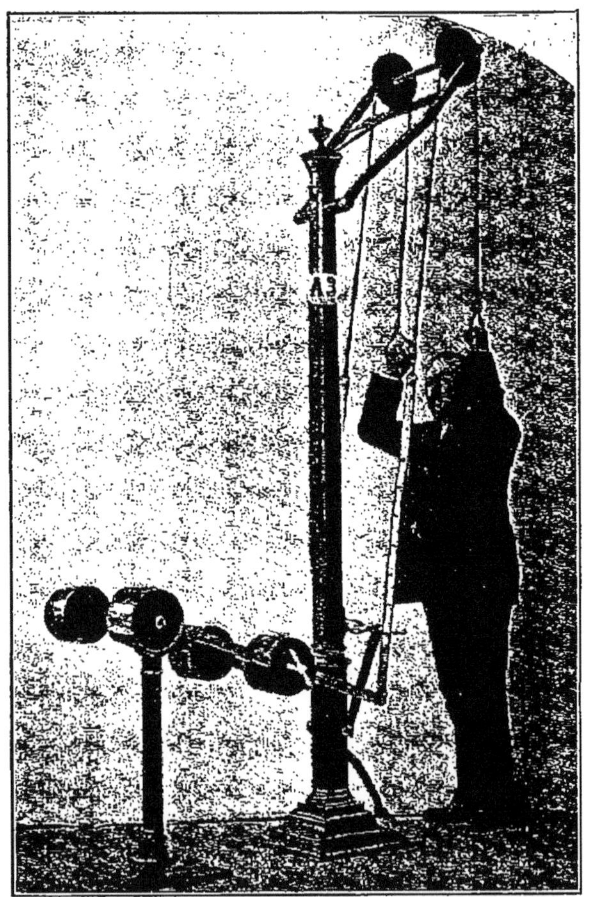

Abaissement des bras avec flexion de l'avant-bras.

A 7 a.

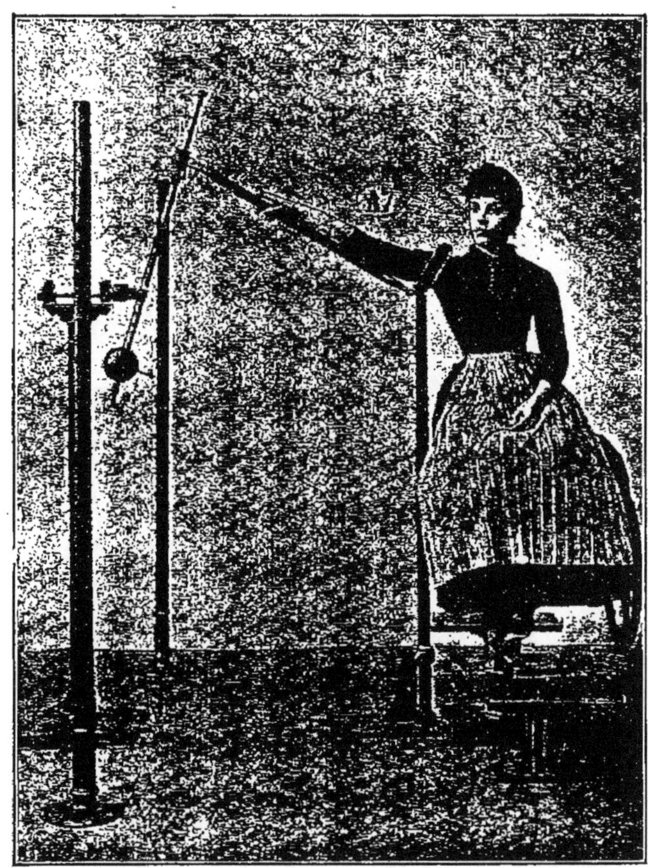

Roulement des bras.

A 9.

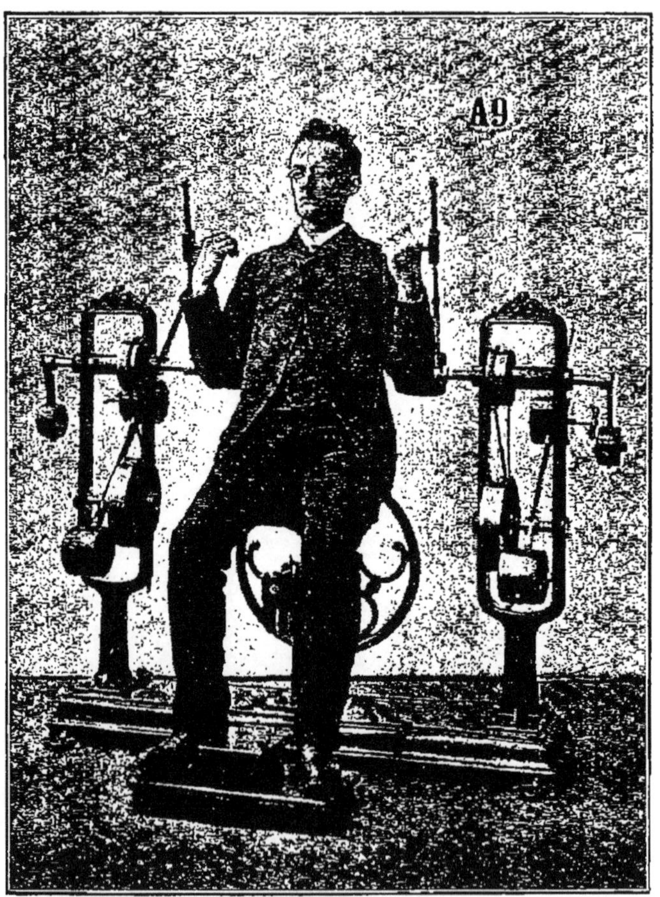

Flexion de l'avant-bras.

B 4.

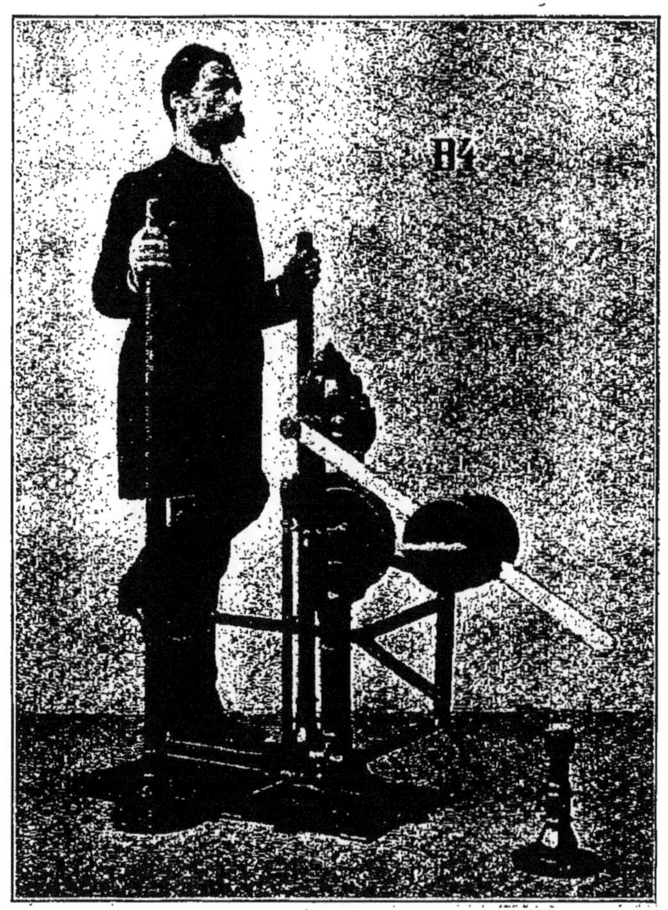

Extension de la cuisse et de la jambe.

B 7.

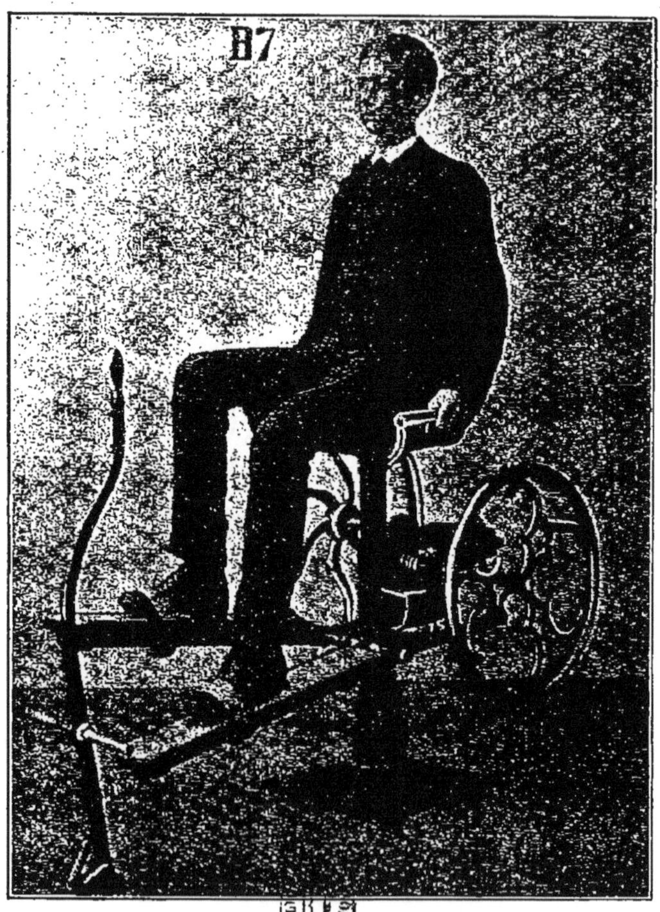

Mouvement de vélocipède.

B 9.

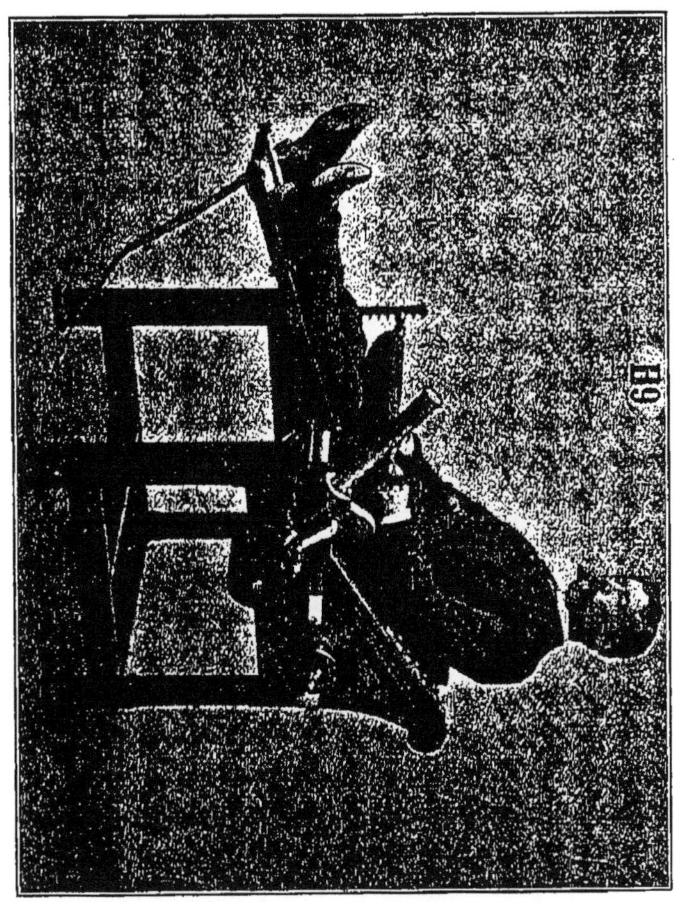

Flexion des jambes.

B 12.

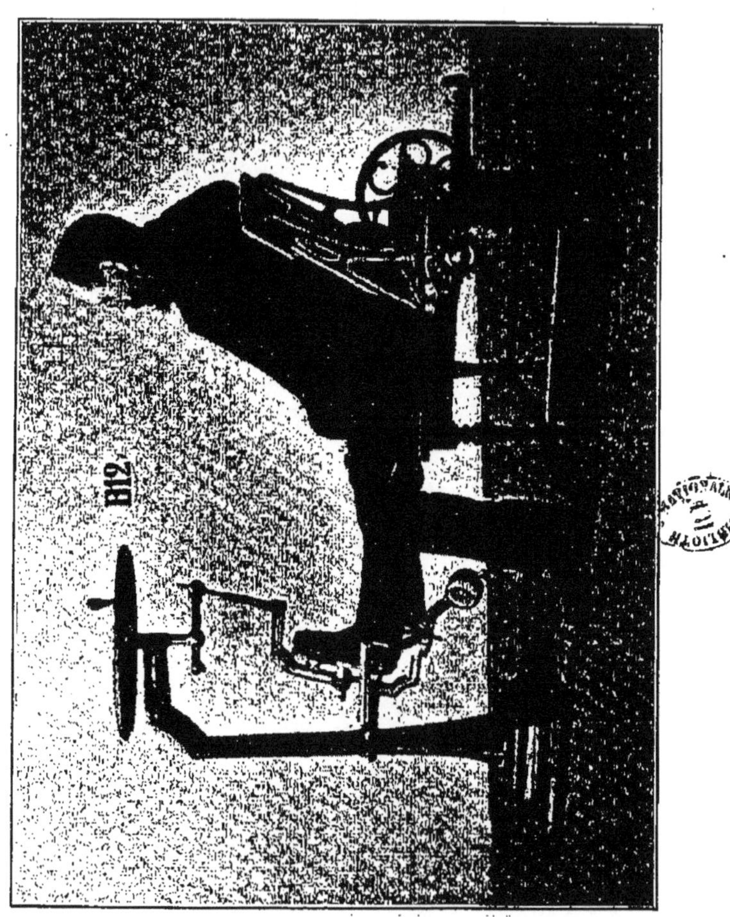

Roulement des pieds.

C 5.

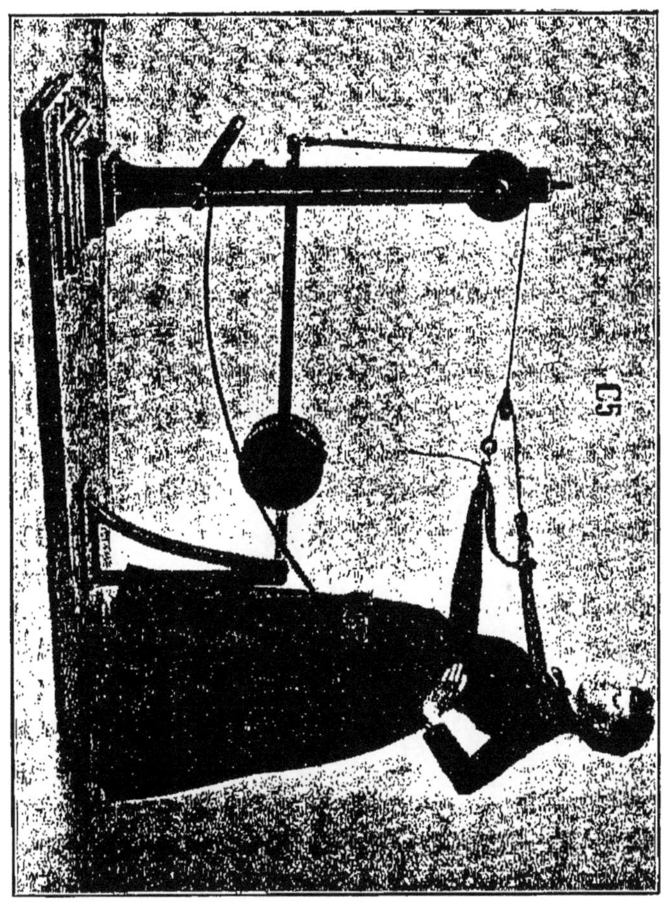

Extension du tronc (position debout).

C 6.

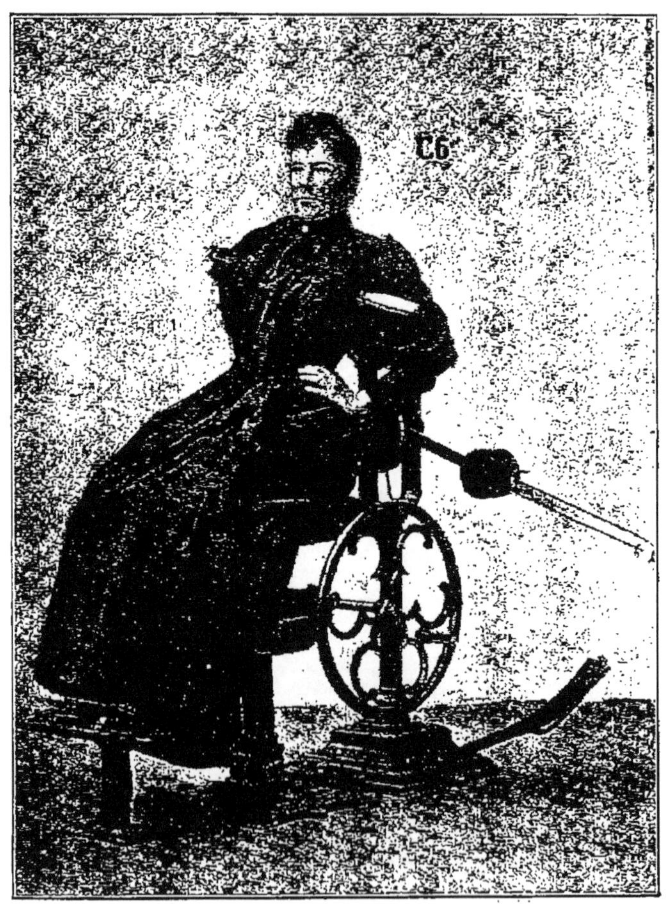

Flexion latérale du tronc.

E 6.

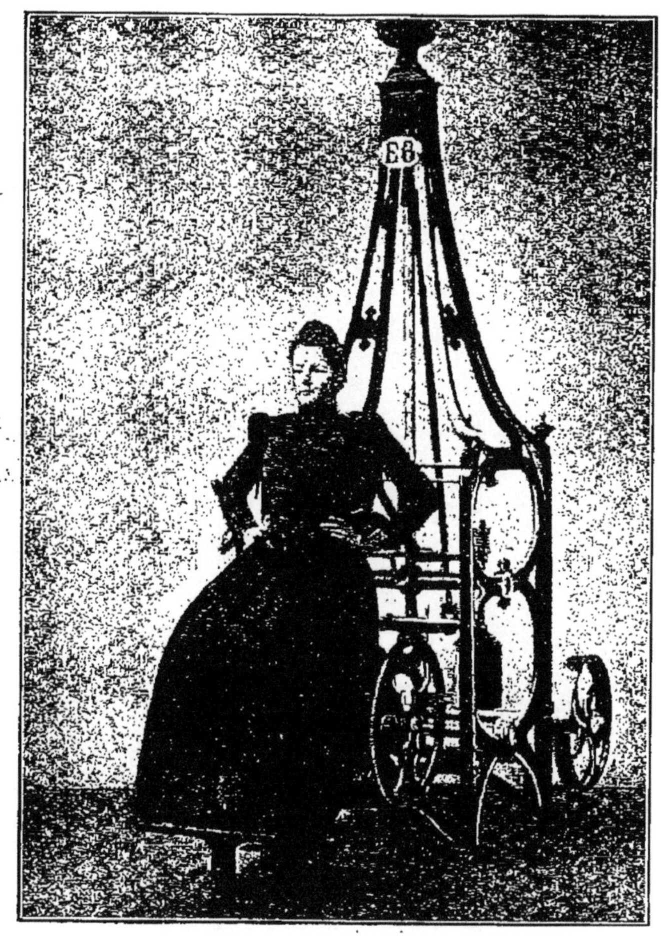

Dilatation de la poitrine.

F 1.

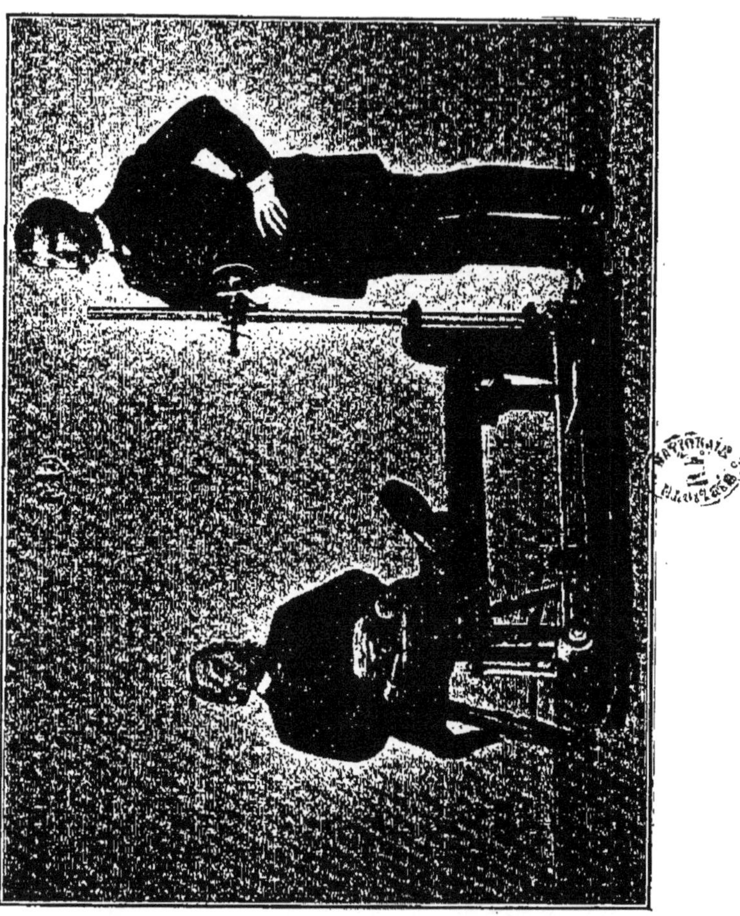

Vibration de différentes parties du corps.

F 2.

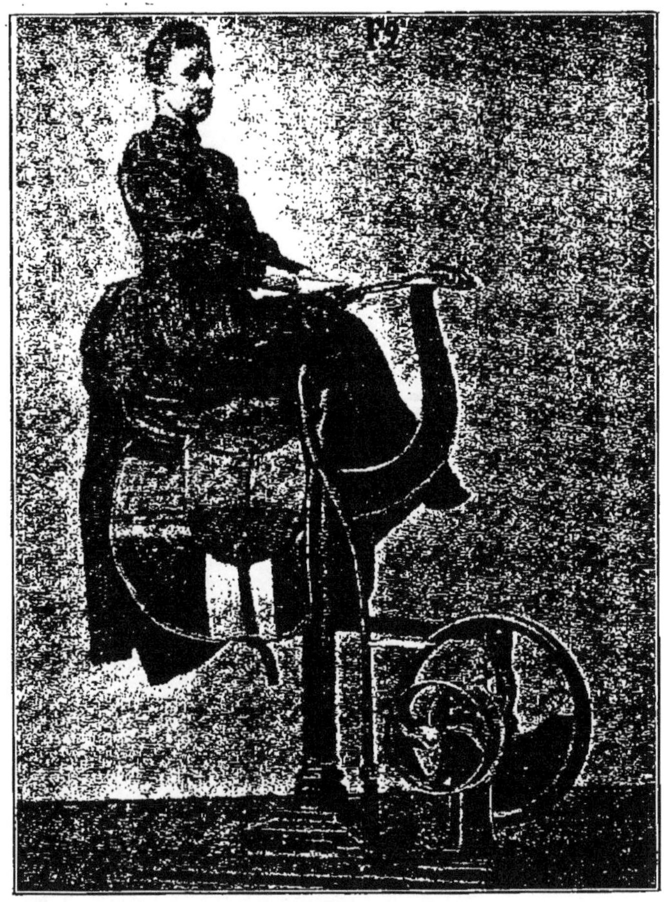

Vibration de tout le corps (comme en équitation).

G 1.

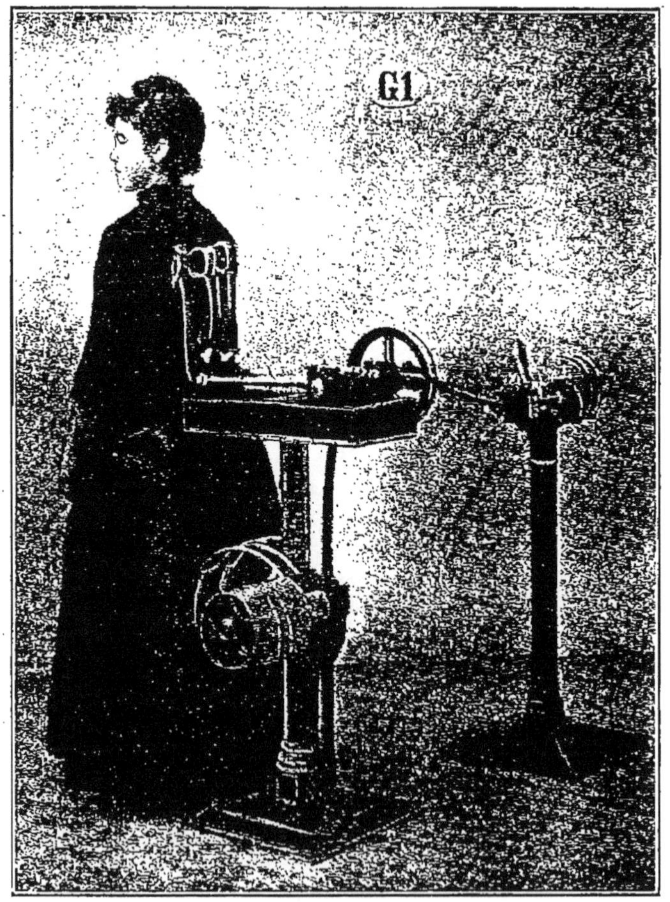

Percussions du tronc et des bras (grandeur I).

J 1.

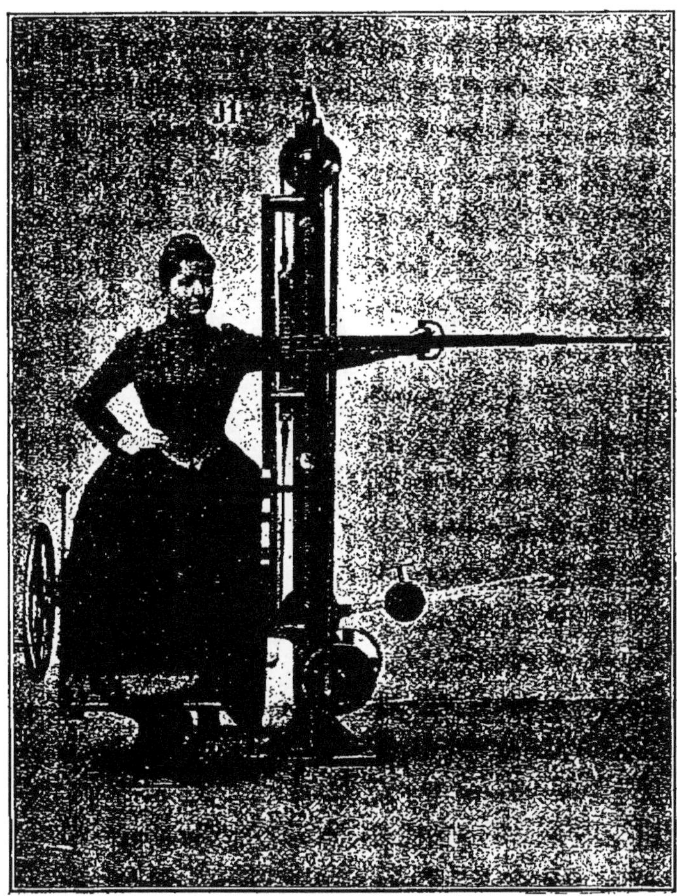

Frottement des bras.

J 3.

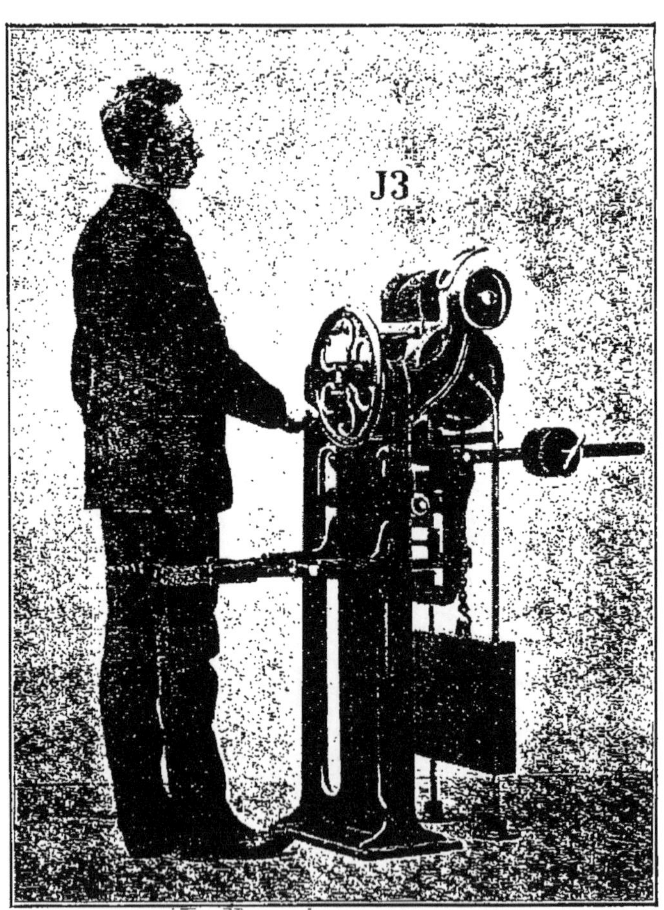

Frottement des jambes.

J 6.

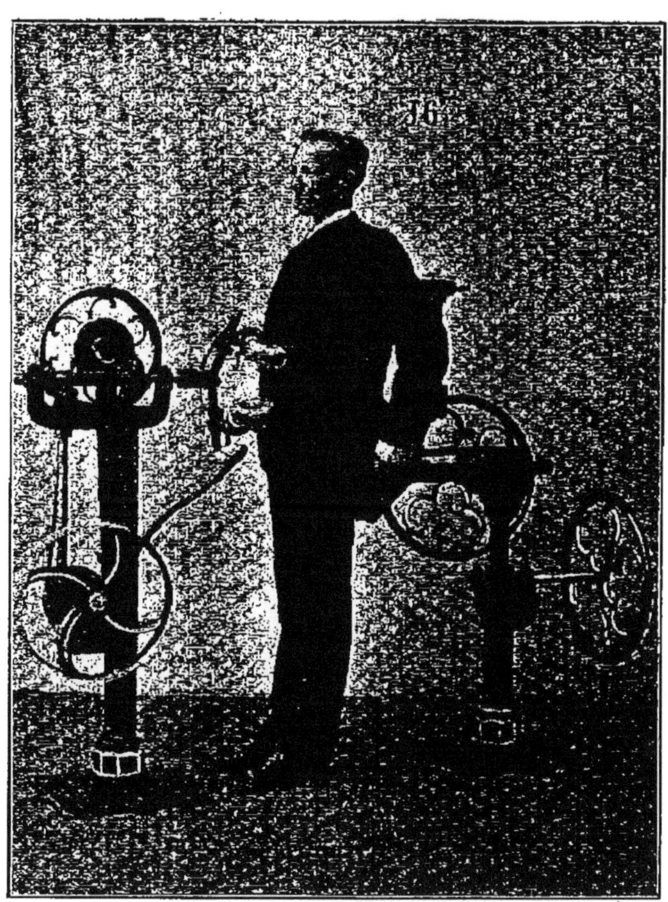

Frottement circulaire à l'abdomen.

K 1.

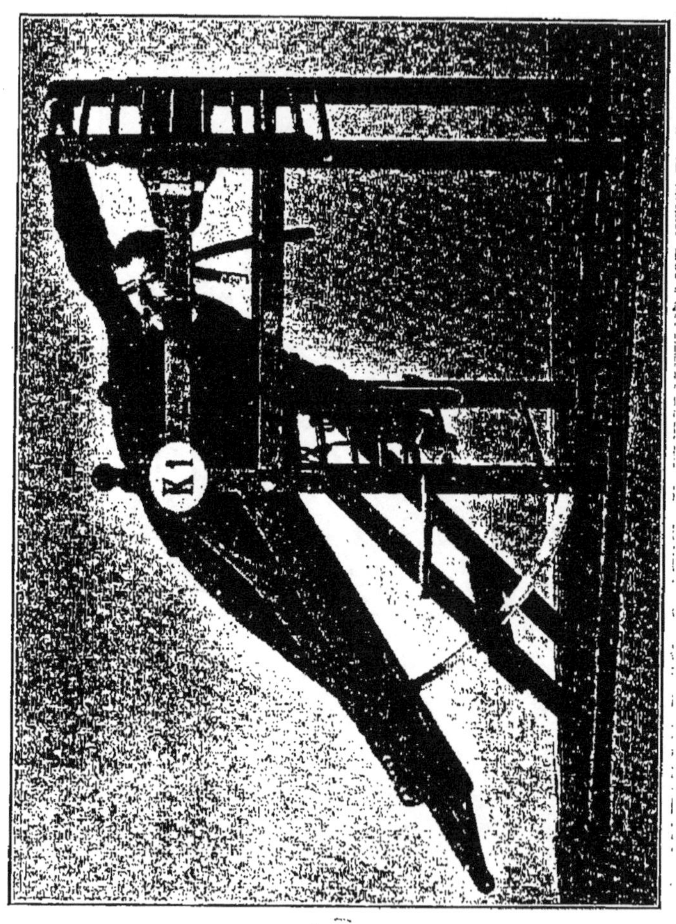

Suspension latérale.

K 2.

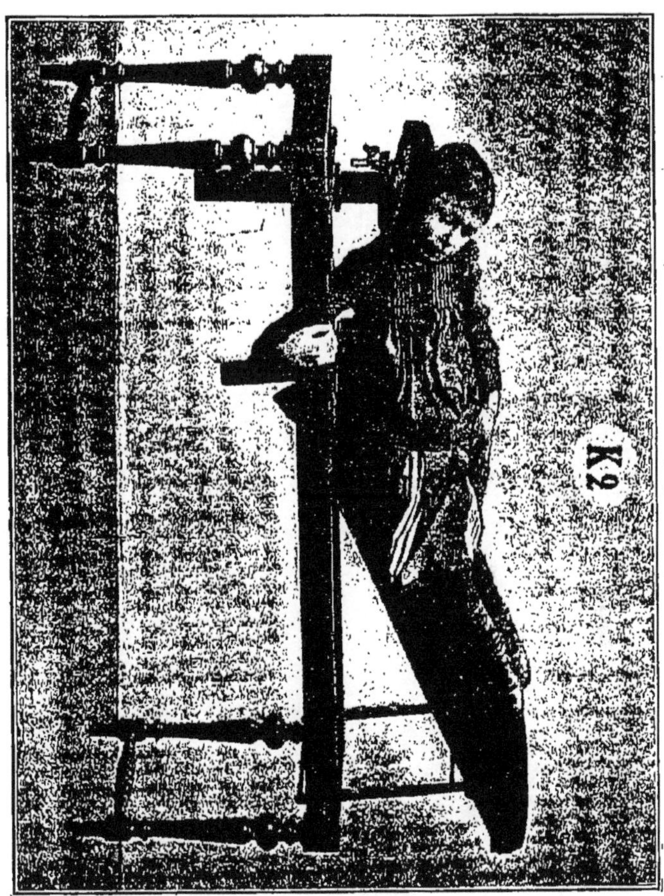

Pression unilatérale (position couchée).

L 1.

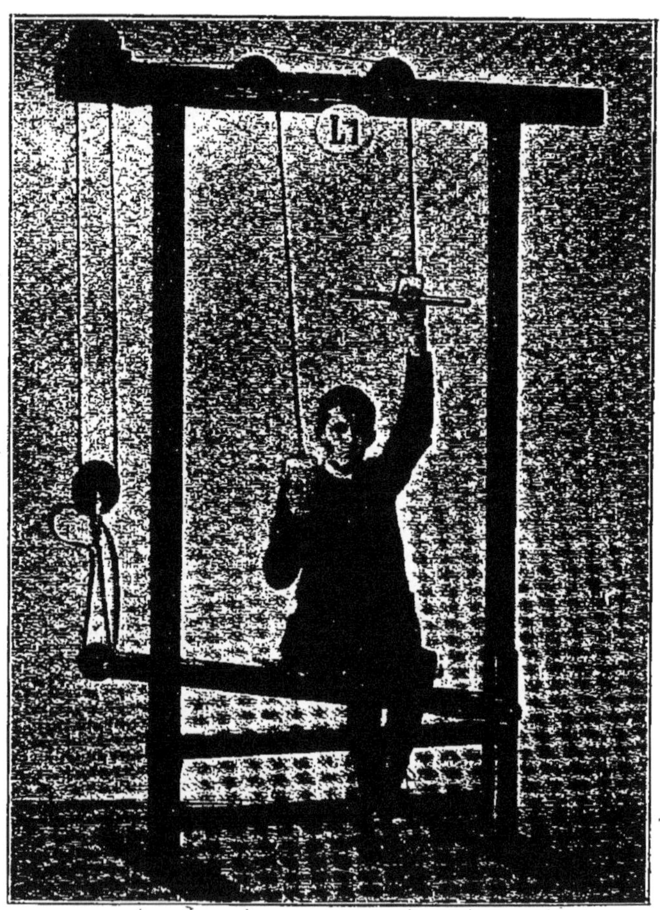

Combinaison des appareils A 3 et D 1.

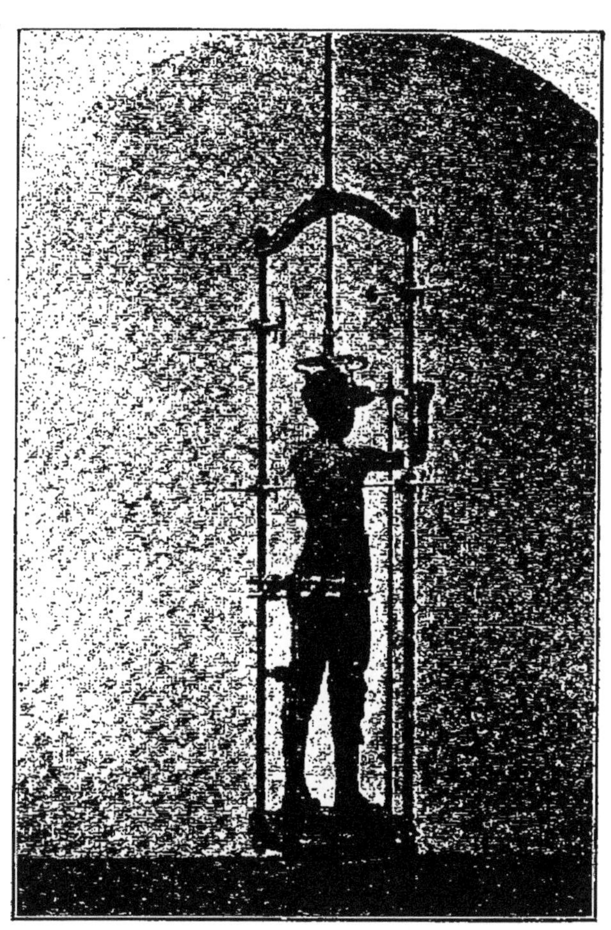

Mensuration des sections verticales du tronc.

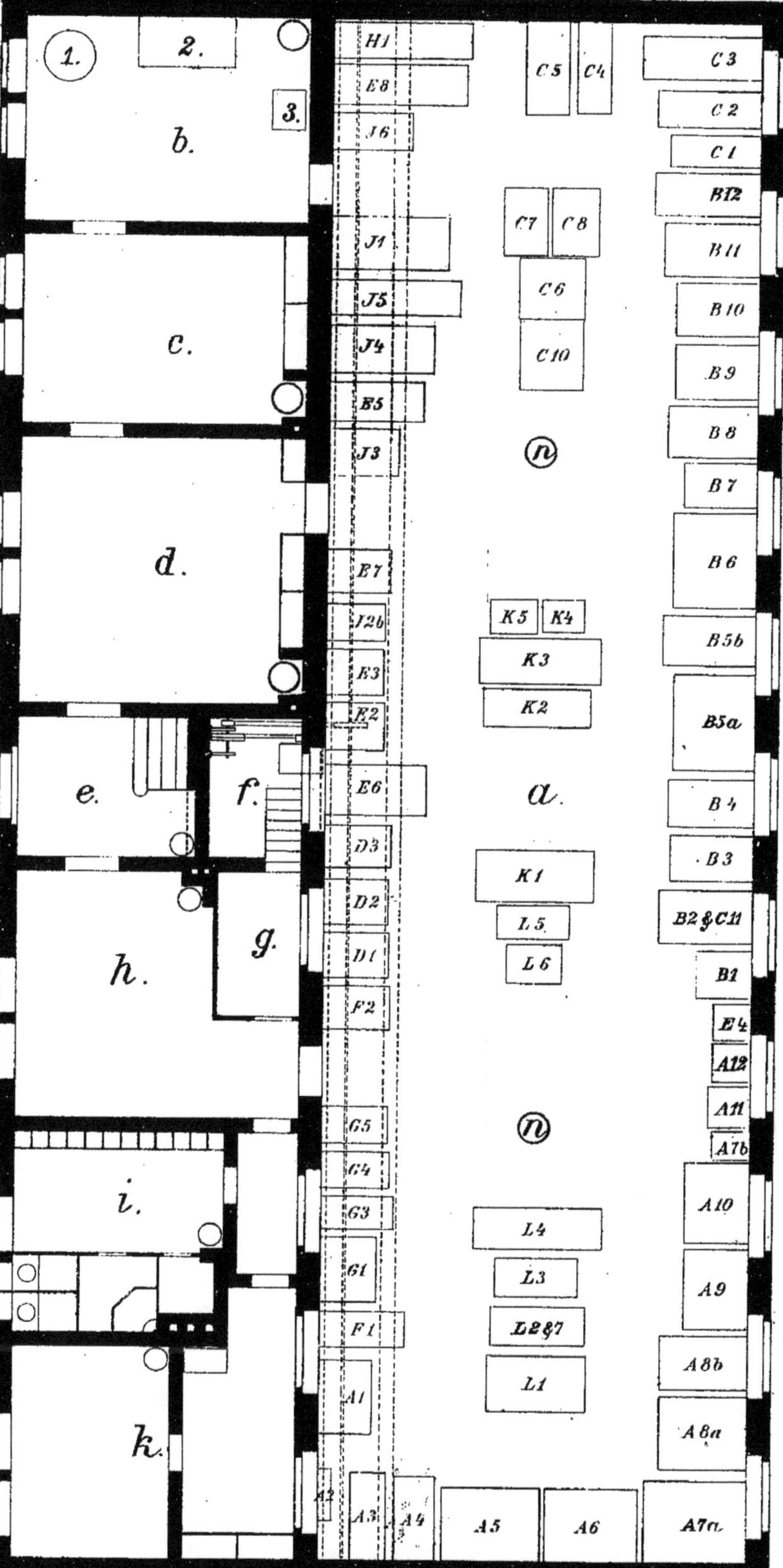

1.
2.
3.
b.
c.
d.
e.
f.
g.
h.
i.
k.
a.
n
n
H1
E8
J6
J1
J5
J4
E5
J3
E7
J2b
E3
E2
E6
D3
D2
D1
F2
G5
G4
G3
G1
F1
A1
A2
A3
A4
A5
A6
A7a
C5
C4
C3
C2
C1
B12
B11
B10
B9
B8
B7
B6
B5b
B5a
B4
B3
B2 & C11
B1
E4
A12
A11
A7b
A10
A9
A8b
A8a
C7
C8
C6
C10
K5
K4
K3
K2
K1
L5
L6
L4
L3
L2 & 7
L1

PLAN ET COUPE TRANSVERSALE

D'UN

INSTITUT MÉDICO-MÉCANIQUE ZANDER

a *Salle de gymnastique.*
b *Chambre de massage* — 1. *Mensuration des sections verticales du tronc.* 2. *Mensuration des sections transversales du tronc.* 3. *Chaise avec siège à inclinaison.*
c *Cabinet de consultation.*
d *Salon de repos et de lecture.*
e *Entrée.*
f *Cabine de moteur.*
g *Petit atelier du machiniste.*
h *Antichambre.*
i *Chambre de toilette.*
k *Portier.*
l *Résidence au directeur de l'Institut.*
m *Canal aux transmissions.*
n *Calorifère.*

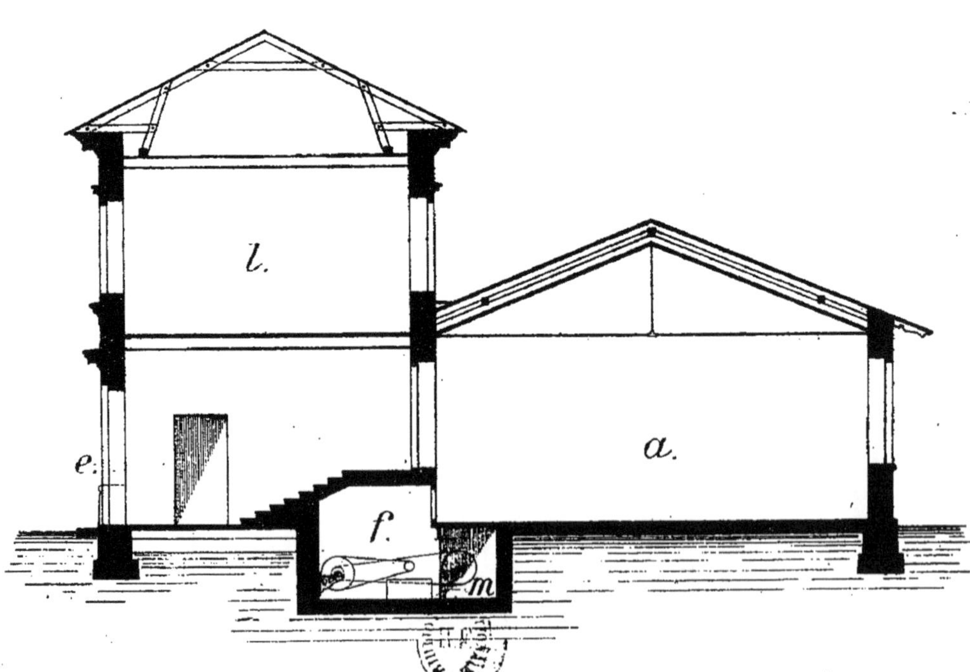

www.ingramcontent.com/pod-product-compliance
Ingram Content Group UK Ltd.
Pitfield, Milton Keynes, MK11 3LW, UK
UKHW012241240726
13966UKWH00003B/1215